强化结核病
实验室质量管理
项目实践

赵雁林
欧喜超 / 主编
夏　辉

U0288059

人民卫生出版社
·北京·

图书在版编目(CIP)数据

强化结核病实验室质量管理项目实践 / 赵雁林, 欧喜超, 夏辉主编. - - 北京:人民卫生出版社, 2023.12
ISBN 978-7-117-35800-2

Ⅰ. ①强… Ⅱ. ①赵… ②欧… ③夏… Ⅲ. ①结核病—实验室诊断 Ⅳ. ①R52

中国国家版本馆 CIP 数据核字(2024)第 011258 号

人卫智网	www.ipmph.com	医学教育、学术、考试、健康,
		购书智慧智能综合服务平台
人卫官网	www.pmph.com	人卫官方资讯发布平台

强化结核病实验室质量管理项目实践
Qianghua Jiehebing Shiyanshi Zhiliang Guanli
Xiangmu Shijian

主　　编:赵雁林　欧喜超　夏　辉
出版发行:人民卫生出版社(中继线 010-59780011)
地　　址:北京市朝阳区潘家园南里 19 号
邮　　编:100021
E - mail:pmph@pmph.com
购书热线:010-59787592　010-59787584　010-65264830
印　　刷:北京顶佳世纪印刷有限公司
经　　销:新华书店
开　　本:710×1000　1/16　　印张:9
字　　数:157 千字
版　　次:2023 年 12 月第 1 版
印　　次:2024 年 2 月第 1 次印刷
标准书号:ISBN 978-7-117-35800-2
定　　价:39.00 元

《强化结核病实验室质量管理项目实践》
编写委员会

主　编	赵雁林　欧喜超　夏　辉
副主编	郑　扬　谭云洪　柳正卫　邵　燕
编　委	（以姓氏笔画为序）

丁北川	于永敏	马晓光	王　庆	王　枚	王　泉
王　慧	王为娜	王春花	王胜芬	王莉莉	王晓平
王森路	王甦民	邓云峰	可春梅	包训迪	司红艳
尼　玛	邢睿达	朱玉梅	任　易	刘　冠	刘　敏
刘应芬	刘佳文	江　渊	许鑫鑫	苏　丹	李　妍
李　辉	李君莲	李国刚	李国明	李金龙	李学政
杨　星	杨修军	吴张君	吴蓓蓓	余方友	余美玲
沈定霞	宋媛媛	张　书	张林才	张治国	张学志
陈依江	陈珣珣	陈燕梅	邵　燕	武玉梅	林百丰
欧喜超	周　杨	周丽平	郑　扬	郑惠文	赵　冰
赵竟男	赵雁林	郝　玲	胡　彦	柳正卫	侯艳杰
侯　萍	施旭东	夏　辉	倪沁璇	徐园红	高　岭
黄　彦	黄静静	商亚丽	蒋明霞	鲁辛辛	谢　丽
蓝如束	蔡杏姗	谭云洪	谭耀驹	滕　冲	魏淑贞

　　结核病是严重危害公众健康的全球性公共卫生问题,我国是全球结核病及耐药结核病高负担国家,据世界卫生组织《2022年全球结核病报告》估计,2021年我国新发结核病患者数为78.0万,利福平耐药结核病患者3.3万。通过实施"十二五"和"十三五"全国结核病防治规划,大部分结核病防治机构和结核病诊疗定点医疗机构已建立了抗酸杆菌涂片镜检、分枝杆菌分离培养、菌种鉴定、表型药物敏感性试验、结核分枝杆菌核酸检测、耐药基因检测。为进一步提升病原学阳性率和耐多药/利福平耐药结核病检出率,一方面需要继续扩大这些技术的临床应用范围,另一方面亟须提升所应用技术的检测质量。检测质量的提升与完善的实验室质量管理体系密切相关。国际标准化组织(International Organization for Standardization, ISO)15189《医学实验室——质量和能力要求》作为国际性的医学实验室能力认可标准,正在成为国内众多医学实验室质量管理的重要目标。目前全国已经有600余家医学实验室通过认可,但结核病检测实验室获得认可的数量极少,因此亟须在全国结核病实验室网络内实施系统、精细、有效的措施改善结核病实验室的质量管理。

　　我国结核病实验室网络覆盖国家、省、地(市)和县(区)级四级,主要包括各级疾病预防控制中心和结核病防治机构及常规开展结核分枝杆菌检查项目的结核病定点医疗机构结核病实验室。现阶段结核病实验室网络的复杂性体现在疾控中心和定点医疗机构双系统、实验室网络层级多、结核病实验室数量众多、管理能力不均衡等方面。为了进一步提升全国结核病实验室网络的服务水平和质量管理能力,借鉴全球成功实施的"强化实验室质量管理以达到认可标准"(Strengthening Laboratory Management Toward Accreditation, SLMTA)的实验室管理培训项目经验,结合我国现有结核病防治服务体系特点,在中国-美国疾病预防控制中心结核病合作项目框架下,我们在6个结核病定点医疗机构实施了该项目,项目取得了良好的成效。该项目通过系列、短小的教学课程和以日常工作为基础的应用或学习活动,迅速改进实验室管理质量;同时,通过与根据实验室国际认可标准编制的核查清单（Stepwise Laboratory Quality Improvement Process Towards Accreditation, SLIPTA）有机结合和应用,使实验室质量改进变化得到客观测量和可视化呈现。通过教与学以及现场评审和督导活动,显著提升了试点实验室质量管理水平,基本达到了医学实验室能力认可水平。同时通过项目锻炼并组建了实验室质量管理评审员团队和质量管理培训师团队,为今后我国实验室质量管理提升项目推广、结核病实验室质量管理影响力提升和结核病实验室星级评定工作的开展奠定了坚实的基础。

为了更好地总结和推广 SLMTA 项目实施成果和经验,协助相关人员进一步理解和加强实验室质量管理的理念,了解实验室质量管理体系以及实验室质量管理体系持续改善的思路和方法,并应用这些方法去发现问题和解决问题,中国疾病预防控制中心会同美国疾病预防控制中心专家及国内专家编写了本书,供各级各类结核病实验室管理人员、技术人员及其他相关人员参考使用。本书填补了如何建立、提升结核病实验室质量管理在实施方法层面的空白,也可供其他检验医学实验室参考,具有深远社会和经济效益。

在本书的编写过程中很多专家提出了许多宝贵意见和建议,并给予大力支持,特此致谢。在项目实施过程中,得到了中国疾病预防控制中心、美国疾病预防控制中心、黑龙江省疾病预防控制中心、广东省结核病控制中心、河南省疾病预防控制中心、江苏省疾病预防控制中心、云南省疾病预防控制中心、四川省疾病预防控制中心以及黑龙江省传染病防治院、广东省深圳市慢性病防治中心、河南省郑州市第六人民医院、南京市第二医院、保山市人民医院和成都市公共卫生临床医疗中心的大力支持,在此致以衷心的感谢! 感谢"中国-美国疾病预防控制中心结核病合作项目"对本书的支持!

编　者
2023 年 11 月

目　录

第一章

SLMTA 项目介绍

检验医学、临床医学和公共卫生学，是人类疾病预防与控制以及患者管理领域的三大并列支柱学科。检验医学大约起源于公元前 300 年，自那时起，实验室检测逐步在患者护理、监测和疫情调查中发挥着越来越重要的作用，并且确保高效和可靠的实验室服务质量，一直以来是医学工作者所面临的挑战和努力的方向。如今，检验医学已成为发达国家临床护理和疾病监测背后的科学支撑，检验医学在发达国家和地区已发生了变革性的改变，即检验医学实践的核心是认识到质量保证的重要性，通过定期审查以确保质量体系的持续改进。

在提高卫生医疗服务能力的各种努力中，实验室质量和能力认可已逐步成为促进高质量医学实验室系统建设的首选工程。迄今有意愿开展实验室质量认可工作的实验室数量持续增加，虽然最终能够获得认可的实验室所占比例仍有限，但这些实验室在推动或鼓励开展实验室质量认可项目的过程中，可有效减少检验错误和减少不当的质量风险，达到了提高服务质量的目的。获得认可的实验室可以承担更大的职责，减少对外部支持的依赖；正在或继续争取获得认可的实验室，则会通过将注意力集中在最需要改善的领域，例如加快供应链、加强培训和仪器维护等领域的改善，不断完善实验室质量管理体系，并促进实验室网络管理的质量。实验室质量认可过程不仅可以通过实验室展示高标准的服务，还将对医疗机构其他科室的绩效产生积极影响。在这样的大背景下，在诸多加强实验室系统和网络建设的努力中，"强化实验室质量管理以达到认可标准"（Strengthening Laboratory Management Toward Accreditation, SLMTA）的实验室管理培训项目（以下简称"SLMTA 项目"）脱颖而出，受到高度关注和广泛好评，并取得了里程碑式的成就。

第一节　SLMTA 项目发起和特点

有效的管理和领导对于加强卫生系统和扩大卫生服务供给至关重要。现有的实验室管理能力建设主要针对实验室管理者,关注实验室政策、系统和网络开发;期望通过培训使实验室管理人员能够有效地利用现有资源(包括人员、预算、用品、设备、建筑物和信息)对实验室工作进行系统的规划、实施和评估,以提供高质量医疗和公共卫生服务为最终目的。作为对这一现实需求的响应,美国疾病预防控制中心与美国临床病理学会、克林顿健康倡议组织和世界卫生组织非洲区域办公室合作创建了以接近和获得实验室国际标准认可为努力方向、以系统性地改善实验室管理与质量体系为目的的培训项目,即SLMTA 项目。

SLMTA 项目通过系列、短小的教学课程和以日常工作为基础的应用或学习活动,迅速改进实验室管理质量;同时,通过与根据实验室国际认可标准编制(Stepwise Laboratory Quality Improvement Process Towards Accreditation, SLIPTA)的核查清单(以下简称"SLIPTA 核查清单")有机结合和应用,使实验室质量改进变化得到客观测量和可视化呈现。SLMTA 项目是一个在实验室现有能力或资源基础上开展实地操作的质量管理培训计划,既是一个"课堂讲习与实地实践相结合"的培训过程,又可以被认为是一种工具或模式;通过将质量管理理念、标准、实践、评估密切结合并融入实验室质量管理体系具体活动中,一方面加强工作人员对实验室质量管理理念的认识,调动人员内驱力,促进人员行为和习惯的改变;另一方面根据实验室具体条件和环境,量身定制改进方案,有针对性地应对或解决实验室日常工作中实际发生的问题或发现的潜在问题,从而达到建立和逐步完善实验室质量管理体系的目标。SLMTA 项目作为一种工作模式,可应用于实验室质量管理持续改进过程,使其不断进步并逐步接近或达到国际认可标准的水平。

第二节　SLMTA 项目实施方案

一、SLMTA 项目的培训内容

SLMTA 项目的培训内容涉及 10 大管理主题,即工作效率管理、工作区管理、库存管理、采购管理、设备日常和预防性维护、质量保证、标本采集与处理、实验室检测、检测结果报告和文件与记录管理。SLMTA 项目的培训目标及对管理者能力或技能的具体要求,详见表 1-1。

表 1-1　SLMTA 项目的培训主题、目标及要求

编号	主题	目标	能力和技能
1	工作效率管理	保证实验室工作流程高效,工作量分布均匀以及检测服务不间断	1. 组织和协调实验室的工作空间使实验操作更流畅高效 2. 设计工作流程以获得最佳工作效率 3. 根据人员技能水平、工作量和时间期限安排工作的优先级和分配工作 4. 根据标准评估人员的能力确定纠正措施和培训需求 5. 召开员工每周例会,协调活动,审查实验室操作,奖励成功,分享成就,解决存在的问题 6. 与员工单独交流,传达期望,提供反馈、指导或在岗培训,以确保能力和生产力的提升 7. 为新员工提供或协调入职培训,为在职员工提供或协调培训与再培训 8. 维护和更新职员的人事记录,包括培训、证书和能力测试 9. 根据人力、测试、设施和设备需求制订工作计划和预算 10. 创建、审阅、向上级管理层转发实验室操作报告 11. 实施员工激励制度以提高工作质量和生产力(例如,培训、轮岗、月度最佳员工、感谢信等) 12. 根据最佳操作办法,从员工、患者、客户的投诉与建议或从质量监测指标和外部评估结果中获得的反馈信息,制订并实施实验室改进计划 13. 与上级管理层沟通人员、设施和运营需求
2	工作区管理	保证实验室具备清洁、充足、安全且功能齐全的设备、工作空间和存储区域	1. 评估任何报告的异常或发生率 2. 对补救措施进行授权和随访 3. 监督员工遵守安全和实践规则 4. 确保为实验室检测提供适宜的物理工作环境 5. 确保安全设备的可及性和可使用状态(如将安全设备如锐器盒和个人防护设备放置在工作站附近,以方便使用) 6. 确保所有员工获得并阅读了包含实验室功能和可能紧急状况安全处置程序在内的安全手册 7. 确保试剂和化学品正确存放 8. 确保废弃物处置正确
3	库存管理	确保无过多库存、无库存不足,以及无缺货现象发生	1. 审查所有设备和零部件的库存日志 2. 审查所有消耗品和试剂的库存日志 3. 监控消耗率和库存量,确定何时补充订购以及订购量 4. 执行良好的库存管理实践(包括正确存储、库存循环、检测进货订单等)

（续表）

编号	主题	目标	能力和技能
3	库存管理	确保无过多库存、无库存不足,以及无缺货现象发生	5. 检查现有库存质量,按程序文件要求处置过期试剂盒、试剂、消耗品和设备
4	采购管理	保证物品补给,确保不间断服务	1. 根据以往工作模式、当前趋势和未来计划,正确估计设备、消耗品和试剂的需求 2. 依据需求和预算下订单 3. 监控采购订单 4. 正确记录和维护所有订单和采购单
5	设备日常和预防性维护	保证设备始终完好运行,确保不间断且高质量服务	1. 整理和现场张贴设备后期服务信息(包括联系人、维修服务频率和日期等) 2. 使用时确保设备得到正确的预防性维护(即清洁,正确关机等) 3. 执行并记录对故障设备的故障排除情况 4. 审阅并签署设备维修日志,以确保定期预防性维护和及时修理 5. 采取纠正措施或发布维修单,并记录所有问题 6. 跟进所有纠正措施,查看设备是否正常工作,观察使用趋势或确定培训需求 7. 与上级管理层沟通设备具体性能和维护需求
6	质量保证	确保检测全过程(检测前、中、后)一致并且准确可靠	1. 确保所有员工获得并阅读包含质量保证政策和步骤在内的质量手册 2. 确保根据标准操作流程检测质控品 3. 确保质控结果在可接受范围内 4. 对新的设备、试剂和消耗品进行性能验证 5. 跟踪测试性能(如 Levy-Jennings 图)的趋势 6. 审查不一致率并确定适当的措施 7. 审查环境检查和质控趋势记录,以评估对测试的影响,并采取纠正措施 8. 审查突发事件日志中的模式或趋势,采取纠正措施 9. 监控试剂性能 10. 根据需要,制定特定现场的标准操作流程 11. 确保员工阅读和理解标准操作流程 12. 参加外部质量保证项目,监控结果并采取纠正措施 13. 定期观察或评估员工绩效的准确性,并采取纠正措施
7	标本采集与处理	确保标本收集、标记、包装、储存、追踪和处置得当	1. 根据检验申请确定适宜的检测,并分配给检验责任人 2. 检查样本日期的完整性 3. 执行良好的样本处置操作

（续表）

编号	主题	目标	能力和技能
7	标本采集与处理	确保标本收集、标记、包装、储存、追踪和处置得当	4. 确保遵守样本转运条件 5. 跟踪样本转运状态并审查转运报告，以确保及时返回检测结果
8	实验室检测	所有实验室测试均应及时准确；测试结果在发布前必须验证和记录	1. 监控以确保按照标准操作流程进行检测，且检测报告准确及时 2. 对照检验申请交叉核对检验报告，以确保完成所有检测 3. 及时审查检测记录和结果，以确保检测报告的准确性和及时发布 4. 对分配的检测和特定的异常结果进行验证
9	检测结果报告	在规定的周转时间内报告准确的测试结果，及满足客户需求	1. 汇总并报告每位患者的所有检测结果 2. 确保测试结果送达推介地点或检验申请人处 3. 就样本质量、测试结果和发现与客户进行专业协商，确保及时解决每个问题并做相应的记录 4. 开展客户满意度调查，确定需要改进的领域
10	文件与记录管理	确保记录的可追溯性；确保记录得到安全长期的保存；确保获得批准的文件是最新版本且易于获得	1. 维护文件库（政策、指南、标准操作流程、参考文献等），且每年进行一次审查和更新 2. 维护记录的完整性、组织性和机密性（客户测试结果、样本转运日志、设备维护日志、库存日志等） 3. 确保恰当的记录保留、轮换存储，按规程处置

以上主题共涉及实验室管理者的 66 项能力或技能。SLMTA 项目在培训课程中，除了设置实验室国际认可标准讲解外，还设计了诸如绘制实验室平面图、建立工作站、创建管理日历、开展安全审核、计划和召开员工会议、能力评估、预测和计算订购量、包装样本运送到指定实验室等 45 个情景实践活动。SLMTA 项目培训课程的总时长一般为 2 周（10 天）。

二、SLMTA 项目实施形式

SLMTA 项目是结构式的导师制培训计划，即经过培训的导师按 SLMTA 项目培训课程形式和内容，分期分批地在参与项目的实验室对所有工作人员展开培训，并在整个项目周期内安排若干次导师研讨会。导师研讨会的规模不限，可以是几个或多个项目实验室参与的研讨会，也可以是所有项目单位参加的经验交流会或总结会，其目的是对 SLMTA 项目的常见问题和当前在项目执行过程中所遇到的共同难点进行有针对性的再培训和讨论，为后期继续进行的 SLMTA 项目实施计划的修改或调整提供技术支持。SLMTA 项目培训计划包括了帮助各项目参与单位实地开展质量改进实践活动,并通过实验室核查定期评估实验室质量改进效果,即因地制宜,通过做什么和如何做的反复实践与评估,使项目参与者管理能力和技能得到强化或提升,同时令实验室的质量管理体系得到改善,接近或达到国际标准认可水平。

SLMTA 项目周期一般在 1 年至 1 年半。在项目初始,首先要对参加 SLMTA 项目的实验室进行基本情况调查和基线评估,基线评估结果一方面反映实验室当时状况,另一方面也是 SLMTA 项目启动的基础点,即根据基线评估结果制订后续项目实施计划;项目实施过程中还将进行中期评估。在项目设计阶段,应在充分考虑中期评估必要性、可行性以及成本-效益后,确定中期评估的频次以及合理的时间间隔。最后,在项目结束前需进行一次终末评估。

在 SLMTA 项目导师工作会或中期评估间隔期间,还应安排由 SLMTA 项目师资成员组成的考察组,到现场对项目实施活动进行考察和指导。

三、SLMTA 项目导师及评审员

SLMTA 项目的引进与实施,除必须有国家相关部门政策支持外,还需要以国家实验室认证认可标准作为依据,并得到相应专家技术力量的支撑。因此,在项目启动之前,SLMTA 项目培训师或导师(师资)队伍和 SLMTA 项目现场评审员队伍的组织和建设至关重要。这两支工作团队的组建,不仅是 SLMTA 项目开展和实施的基础条件,而且也是国家未来实验室质量管理体系能力建设的骨干力量。随着 SLMTA 项目范围的不断扩大,这两支工作团队的工作机制和规模也会得到进一步成熟和壮大。

(一)SLMTA 项目培训师或导师(师资)队伍

一般由各级别实验室经验丰富的实验室负责人、专职质量管理人员或兼职实验室质量管理的技术人员组成。这些人员在接受 SLMTA 项目基本内容和培训技巧的培训后,承担对所在实验室或所督导 SLMTA 项目实验室的工作人员进行培训和督导的责任。SLMTA 项目培训师或导师的主要职责包括:动员实验室全体人员参与项目、按照 SLMTA 项目课程和方法开展培训以及指导制订和实施改进计划。

导师可以依据所接受的培训的层级和具体职责分为多级别,比如培训大师和培训师,主导师和导师等。国家级或省级参比实验室的质量管理人员在接受了 SLMTA 项目国际培训师的培训后,一般可作为培训大师或主导师,对

参与 SLMTA 项目的下一级实验室质量管理人员进行培训和督导,后者则可作为导师负责其所在实验室的 SLMTA 项目的开展,因此,SLMTA 项目实际上是导师制培训项目。

(二)SLMTA 项目现场评审员队伍

这是开展 SLMTA 项目不可或缺的一支工作团队,其候选人员可以是已获得国际标准或国家标准认可的实验室管理者或专家、SLMTA 项目培训大师或主导师,或国家结核病参比实验室(National Tuberculosis Reference Laboratory, NTRL)主任或专家等。尽管这些候选成员资历深厚,但仍须经过 SLIPTA 核查清单培训并获得 SLMTA 项目评审员资格证书后,才能成为 SLMTA 项目的现场评审员。从 SLMTA 项目所追求的"达到认可"目标的角度考虑,最为理想的现场评审员应该是既接受过 SLMTA 项目导师培训,又接受过 SLIPTA 核查清单培训的专家。实际上,这也是 SLMTA 项目有别于其他认可考核项目的重要特点,即 SLMTA 项目现场评审员在评审时,可以根据当时的具体考核发现为现场工作人员答疑解惑,并提出有针对性的改进意见,发挥着相较于一般 SLMTA 培训师或导师更高级、更为精准的现场技术指导的作用。

四、SLMTA 项目的评审工具

SLMTA 项目通过与根据实验室国际认可标准编制的核查清单(SLIPTA)的有机结合和对该清单的应用,实现了对项目执行效果的客观评价。SLIPTA 是一套综合方案,旨在对照国际标准化组织(International Organization for Standardization, ISO)的 ISO 15189 标准评定实验室绩效等级,逐步加强实验室服务质量。SLIPTA 核查清单为开展实验室质量评估提供了一个标准化的框架,可对实验室的 12 个重点领域进行评估,包括:文件和记录、管理评审、组织机构和人员、患者管理和提供患者服务、设备、内部评审、采购和库存、过程控制和内部/外部质量评估、信息管理、纠正措施、问题/事件处理和流程改进,以及设施和安全。核查清单共包含 110 个问题,总分为 275 分(得分占比小于 55% 为 0 星,55%~64% 为 1 星,65%~74% 为 2 星,75%~84% 为 3 星,85%~94% 为 4 星,大于或等于 95% 为 5 星)。尽管 SLIPTA 清单的核查结果不能作为实验室获得认证认可的依据,但可以帮助实验室管理者和工作人员清楚地看到要达到认可标准所需的改进的空间。如果实验室质量管理体系满足 SLIPTA 核查清单中 95% 及以上的得分占比(即达到 5 星),则表明该实验室已接近或基本达到 ISO 15189 认可水平。

SLIPTA 核查清单可根据需求做相应调整,例如,可依据实验室具体职能纳入相关技术层面的关于质量和能力的要求,例如 SLIPTA 核查清单可与"全球实验室倡议行动"(Global Laboratory Initiative, GLI)核查清单整合从而侧重于结核病实验室检测质量评估,形成结核病实验室-SLIPTA(以下简称"TB-SLIPTA")核查清单,用于结核病实验室的 SLMTA 项目。此外,也可以对 SLIPTA 清单进行本土化改良,如 SLMTA 评审员可依据所在国家的实验室标准,经集体讨论达成共识后在语言表述习惯或形式等方面做相应的修订,使 SLIPTA 核查清单更易于理解,更能够准确反映当地实验室质量管理体系的现况。

第三节　SLMTA 项目的发展和影响

SLMTA 项目自 2009 年在非洲卢旺达启动至今,已有近 15 年历史。SLMTA 项目的出现,是发展中国家实验室质量体系认证发展史的一个转折点。SLMTA 项目已在非洲、亚洲、拉丁美洲、哥伦比亚甚至大洋洲的 56 个国家的 1 368 个实验室开展实施;据统计自 2013 年 3 月至 2023 年 8 月,SLMTA 项目至少已帮助 25 个国家的 396 个实验室获得 ISO 15189、或 ISO 17025、或 ISO 17043 等 ISO 国际标准的认证认可(获取动态信息,请关注 https://www.slmta.org);获得认证的实验室几乎遍布相应地区的整个实验室网络。这些成就使 SLMTA 项目在国际上,尤其在发展中国家实验室系统中赢得了极高的声誉,被称为"人类检验医学游戏规则的改变者"。

与此同时,为响应实验室管理体系需求的不断变化,以实现符合 ISO 15189 要求且具有高成本-效益的质量管理体系,SLMTA 项目也从单一的培训课程逐步发展演变成为了系统性的培训工具。当前的 SLMTA 项目有三个系列,即 2009 年时期的最初课程,称为 SLMTA 1;根据 2009—2014 年 12 个国家的 126 个实验室数据和经验的荟萃分析结果,为使已完成 SLMTA 1 培训的实验室进一步获得突破性提升,2016 年推出了 SLMTA 2;在有效结合 SLMTA 1 和 SLMTA 2 项目计划的基础上,2019 年再次推出"照亮通往 ISO 15189 认证之路"课程,亦被称为 SLMTA 3。2020 年,为应对新冠病毒感染全球大流行,启用了 SLMTA 3 在线学习课程(SLMTA 3 E-learning)。实践证明,SLMTA 3 在线学习课程是一种可行、符合高成本-效益要求的培训方式,它不仅适用于新冠病毒感染大流行期间,也将适用于未来;它通过组织者所提供的技术援助,为各国设计最合适的混合模式——把最佳实践的线上学习与具体实验室情景下的线下实践进行有机结合,使更多地域的实验室及其人员都有机会受益于 SLMTA 项目。

SLMTA 项目诞生于全球抗击艾滋病的过程中,以提高和改善全球实验室服务质量为目标;它象征着一种成熟的方法,可以跨越多个边界,广泛适用于艾滋病、疟疾、结核病等检验实验室;它更象征着一种整合力量或理念,表明质量管理体系的建设与不断改进,可以从艾滋病等专项疾病检测实验室扩展应用到所有临床检验科实验室,也可以从医学检验领域扩展应用于其他具有特殊临床或预防医学意义的领域。

第四节 中国 SLMTA 项目背景与概况

实验室服务是结核病诊断和治疗的一个重要组成部分,高质量的实验室检测结果依赖于实验室内部良好的质量管理体系和操作规程,而这些能力需要通过实验室认可来证实。ISO 15189 医学实验室质量和能力专用要求,是由国际标准化组织临床实验室检验及体外诊断检测系统技术委员会起草,帮助医学实验室可以按照质量管理体系的思路,改进他们的工作流程,与 ISO 17025 检测与校准实验室的一般要求相比,它包含了更多的内容,增加了一些医学实验室的特殊要求。但是,ISO 15189 等大多数国际实验室质量和能力认可都需要实验室具备全面的质量管理体系,当前很少有结构化的流程来帮助实验室做好认可准备,导致我国为结核病提供诊断服务的实验室通过国际认可的比例较低。SLMTA 项目通过加强实验室质量管理体系(Quality Management System, QMS),为下一步认可做好准备,这是一种有据可依的成熟工具,能够帮助提高我国结核病实验室质量。

2018 年,中国疾病预防控制中心与美国疾病预防控制中心合作,开始在我国试点实施 SLMTA 项目。项目前期选取了 3 家省、市级结核病实验室作为试点,通过培训和现场督导的方式加强试点实验室的质量管理体系建设,从而帮助实验室向 ISO 15189 标准认可的方向改进。最终,通过项目实施,三家试点单位结核病实验室的质量管理水平都有了不同程度的提升,其中两家试点单位已达到申请 ISO 15189 认可的水准。随后,2019 年中美合作项目又在我国选取三家地市级结核病实验室进行了扩展,深入评估 SLMTA 项目对我国结核病实验室质量管理改进的影响,为在全国范围内加强结核病实验室质量管理积累经验。SLMTA 项目通过教与学,以及现场评审和督导活动,组建并锻炼了实验室质量管理评审员团队和质量管理培训师团队,为今后我国实验室质量管理提升项目的推广以及提升结核病实验室质量管理影响力奠定了良好的基础。

第二章

中国 SLMTA 项目实施方法与过程

第一节　中国 SLMTA 试点项目

一、试点项目单位确定

在中国北部、中部和南部选取三家省/市级结核病定点医疗机构作为试点单位，按照实验室类型、工作人员数量、开展结核病实验室检测类型等选点标准及要求，最终筛选出广东省深圳市慢性病防治中心、河南省郑州市第六人民医院、黑龙江省传染病防治院作为试点单位。

二、伦理学审查

SLMTA 试点项目实施方案提交中国疾病预防控制中心伦理委员会及美国疾病预防控制中心科学办公室审查，获得批准后正式组织实施。

三、实施周期

2017 年 7 月—2018 年 3 月为前期准备阶段；2018 年 3 月—2019 年 9 月为现场实施阶段，详见图 2-1。SLMTA 项目结束后，实验室继续开展相关活动以达到持续改进，为申请获得中国合格评定国家认可委员会认证认可做准备。

四、实施过程

项目实施内容共分为 10 个不同的组成部分：①培训课程和培训工具开发；②TB-SLIPTA 评审员和 SLMTA 培训师培训；③TB-SLIPTA 基线评估；④第 1 期 SLMTA 现场培训；⑤TB-SLIPTA 中期评估；⑥第 2 期 SLMTA 现场培训；⑦项目工作经验交流会；⑧第 3 期 SLMTA 现场培训；⑨TB-SLIPTA 终末评估和现场访谈；⑩项目总结会。

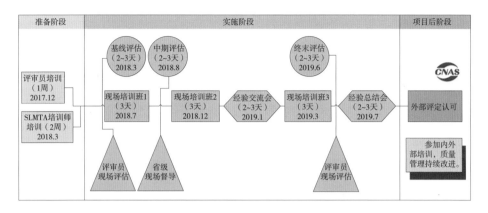

图 2-1　试点项目实施流程图

(一) 培训课程和培训工具开发

美国疾病预防控制中心与中国疾病预防控制中心合作调整 TB-SLIPTA 核查清单及开发 SLMTA 培训工具和培训材料。

1. TB-SLIPTA 培训教材　参照 TB-SLIPTA 核查清单。核查清单内容涵盖 ISO 15189:2012(E)中的相关能力和管理要求,同时也参照了美国临床和实验室标准协会(Clinical and Laboratory Standards Institute, CLSI)指南 GP26-A4 (质量管理体系:实验室服务模式;已批准的指南-第 4 版)中的相关内容。

2. SLMTA 培训教材　包括学员用本和教师用本。学员用本帮助学员学习和掌握实验室质量管理相关的知识和技能,教师用本便于培训师在后期培训学员时使用。SLMTA 培训教材在原有 SLMTA 1 培训课程的基础上增加了质量控制及方法确认课程和 SLMTA 2 突破课程。SLMTA 1 培训内容包括 10 个结构化模块,也就是 10 个管理主题,包括工作效率管理、工作区管理、库存管理、采购管理、设备维护、质量保证、标本管理、实验室检测、检测结果报告及文件和记录。SLMTA 2 突破课程的宗旨是加强和补充 SLMTA 1 培训课程,帮助实验室突破瓶颈,确保实验室质量管理的持续改进,尽快达到国际认可的水准。

3. SLMTA 培训教具准备　学员手册、过程图解卡片、质量调查指标卡片、各类支持性表格及问卷和教学所使用的各类支持性道具。

(二) TB-SLIPTA 评审员和 SLMTA 培训师培训

1. TB-SLIPTA 评审员培训　培训核查清单内容和评审技巧。美国疾病预防控制中心 Zilma Rey 教授全程授课,开展为期 5 天的评审员培训,使参加培训人员充分了解核查清单内容及要点,掌握核查方法与技巧(图 2-2)。

(1)培训时间与培训地点:2017 年 12 月,北京。

(2)培训内容:实验室评审程序介绍和 TB-SLIPTA 核查清单实际操作指导。

(3)参加培训人员:国家结核病参比实验室工作人员、部分省级结核病实验室专家及青年骨干、部分中国合格评定国家认可委员会(CNAS)医学实验室评审专家。

(4)培训日程:3 天理论培训和 2 天现场实习培训。

(5)培训形式:理论教学结合现场实习。

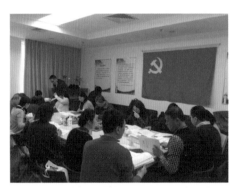
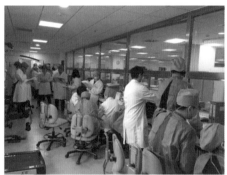
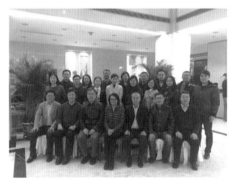
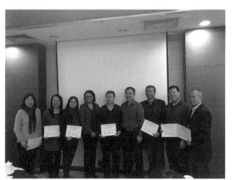

图 2-2　TB-SLIPTA 评审员培训(2017 年 12 月,北京)

2. SLMTA 培训师培训　美国疾病预防控制中心与中国疾病预防控制中心合作开展为期两周的 SLMTA 培训师培训,由美国病理协会的 Anna Murphy 教授和美国疾病预防控制中心的 Katy Yao 博士和 Zilma Rey 教授全程授课,参加培训学员学习实验室质量管理相关的知识和技能,掌握培训技巧(图 2-3)。

（1）培训时间与培训地点：2018 年 3 月，北京。

（2）培训内容：66 项管理任务和 45 项实践培训活动，质量控制及方法确认课程和 SLMTA 2 突破课程。

（3）参加培训人员：国家结核病参比实验室工作人员、项目单位结核病实验室负责人和业务骨干，部分项目省结核病参比实验室负责人，部分省级结核病实验室专家及青年骨干，部分 CNAS 医学实验室评审专家。

（4）培训日程：10 天理论培训和各类实践操作活动。

（5）培训形式：理论教学、情景教学和互动参与。

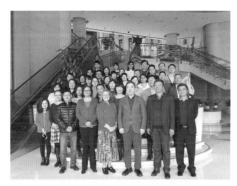
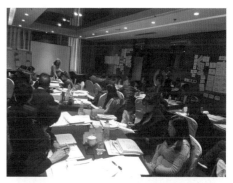
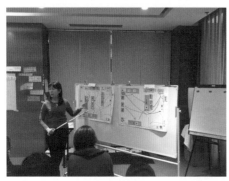
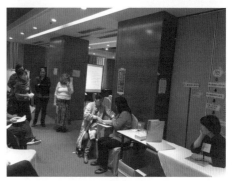

图 2-3　SLMTA 培训师培训（2018 年 3 月，北京）

（三）TB-SLIPTA 基线评估

评审员使用 TB-SLIPTA 核查清单，对项目试点结核病实验室开展 2~3 天的基线评估。

基线评估目的是，使试点实验室管理者和工作人员充分了解现有实验室质量管理体系存在的缺陷及有待改进的领域，作为后续评价改进效果的基线,制订实验室质量管理改进计划并按计划开展各类改进活动,提高实验室质量管理水平(图 2-4)。

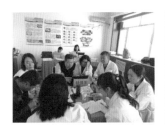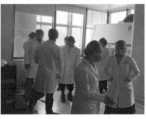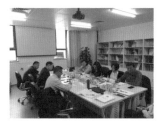

图 2-4　试点项目基线评估督导(2018 年 3 月—2018 年 4 月)

(四)第 1 期 SLMTA 现场培训

完成 TB-SLIPTA 基线评估后,国家结核病参比实验室邀请国内 SLMTA 培训师,组织召开第 1 期 SLMTA 现场培训班(图 2-5)。

(1)培训时间与培训地点:2018 年 6 月,郑州。

(2)培训内容:ISO 15189 医学实验室认证认可经验介绍;实验室质量管理体系的持续改进;结核病实验室生物安全认可及相关法律法规介绍;实验室质量管理体系文件、记录及其控制。

(3)参加培训人员:项目单位结核病实验室负责人和业务骨干,项目省结核病参比实验室负责人。

(4)培训日程:2 天半理论培训和半天现场指导。

(5)培训形式:理论授课,现场指导,经验交流。

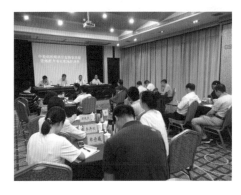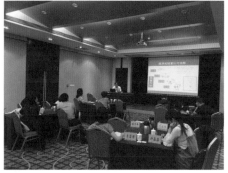

图 2-5　试点项目第 1 期现场培训班(2018 年 6 月,郑州)

（五）TB-SLIPTA 中期评估

中期评估目的是,及时了解实验室质量管理体系改进及完成情况,发现质量管理改进过程中遇到的主要问题与挑战。在第 1 期现场培训结束后,实验室管理者和工作人员结合培训班所学知识,继续按计划开展改进计划中的相关活动,在该实施期间,省结核病参比实验室提供现场督导支持(图 2-6),国家结核病参比实验室组织评审员到现场开展中期评估。

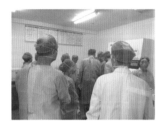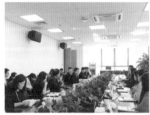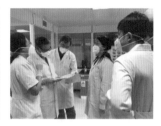

图 2-6　试点项目中期评估督导(2018 年 7 月—2018 年 8 月)

（六）第 2 期 SLMTA 现场培训

针对中期评估期间在试点单位发现的主要问题和挑战,组织召开第 2 期 SLMTA 现场培训班(图 2-7)。

（1）培训时间与培训地点:2018 年 12 月,深圳。

（2）培训内容:项目进展及主要问题梳理;工作效率和工作区管理;库存管理与设备维护;采购管理;质量保证;标本管理、实验室检测与结果报告;质量管理体系文件和记录。

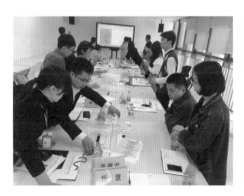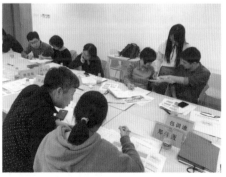

图 2-7　试点项目第 2 期现场培训班(2018 年 12 月,深圳)

（3）参加培训人员：项目单位结核病实验室负责人和业务骨干，项目省结核病参比实验室负责人。

（4）培训日程：2天半理论培训和半天现场指导。

（5）培训形式：情景教学和互动参与，现场指导，经验交流。

（七）项目工作经验交流会

在中期评估和第2期现场培训后，SLMTA项目开始进入后期冲刺阶段。此时各项目单位已积累了一定的实践经验。为加强项目单位之间的互动交流，并针对项目实施过程中遇到的主要问题，分享实施经验和教训，SLMTA项目组织了一次项目工作经验交流会（图2-8）。

（1）会议时间与会议地点：2019年1月，哈尔滨。

（2）会议交流内容：越南SLMTA项目成功经验介绍；在中国开展SLMTA项目的机遇、问题与挑战；SLMTA项目工作进展及未来规划；SLMTA培训项目心得体会与推广建议；TB-SLIPTA核查清单使用注意事项与应用建议；实验室质量管理的持续改进。

（3）参加会议人员：项目单位结核病实验室负责人和业务骨干，项目省结核病参比实验室负责人，部分SLMTA项目评审员和培训师。

（4）会议日程：1天半经验交流。

（5）会议形式：以会代训，视频教学，理论培训，经验交流。

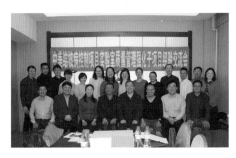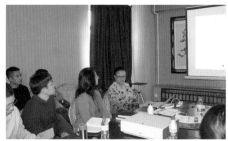

图2-8　试点项目实施经验交流会（2019年1月，哈尔滨）

（八）第3期SLMTA现场培训

针对经验交流会中参会人员所提出的项目实施过程中遇到的新问题和需求，组织召开第3期SLMTA现场培训班（图2-9）。

（1）培训时间与培训地点：2019年3月，焦作。

（2）培训内容：ISO 15189实验室认可流程介绍；微生物实验室检验流程与

质量管理;结核病实验室风险评估;结核病院内感染控制;结核病细菌学和分子诊断技术质量管理要求;结核病实验室生物安全;内审与管理评审记录文件要素解读;实验室质量管理工具介绍;信息化管理在质量管理关键环节中发挥的作用;SLMTA 项目引进对实验室质量管理体系改进的影响;结核病实验室通风要求与改造策略(视频录像)。

(3)参加培训人员:项目单位结核病实验室负责人和业务骨干,项目省结核病参比实验室负责人。

(4)培训日程:2 天半理论培训与经验交流。

(5)培训形式:理论授课,视频教学,经验交流。

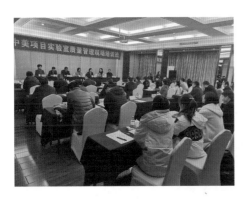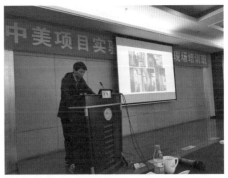

图 2-9　试点项目第 3 期现场培训班(2019 年 3 月,焦作)

(九)TB-SLIPTA 终末评估和现场访谈

评审员使用 TB-SLIPTA 核查清单,在项目单位结核病实验室开展为期 2~3 天的终末评估。终末评估目的是评价 SLMTA 项目对实验室质量管理体系改进的影响。

在 TB-SLIPTA 终末评估结束时,由专业人员对省级及试点单位的项目负责人、实验室管理者及主要工作人员进行了现场访谈,以了解 SLMTA 项目参加人员在项目执行过程中的体会与经验教训,为今后 SLMTA 项目推广提供指导意见(图 2-10)。

(1)访谈者:中国疾病控制中心国家结核病参比实验室工作人员和美国疾病控制中心中国办公室工作人员。

(2)被访谈者包括:①SLMTA 项目培训师;②试点单位工作人员,包括单位负责人、相关科室负责人、实验室全体员工;③省级和试点单位项目负责人。

（3）访谈时间及地点：在各试点单位开展终末评审后进行现场面对面访谈。

（4）访谈形式：①口头知情同意：告知被访谈者此次访谈以匿名方式收集信息，被访谈者自愿回答相关问题；告知被访谈者此次访谈将被录音，以方便后期的访谈信息整理；获得被访谈者同意后开始访谈。②以开放型问题结合对话形式进行访谈。

（5）访谈内容涉及以下几个方面：①SLMTA 培训师培训：培训形式、内容和培训进度，培训教材的适用性，培训前后自我能力的评价，试点现场工作人员对培训师的评价。②SLMTA 项目体会：在 SLMTA 项目实施前后，对于实验室质量管理体系认知和操作行为的改变，对实验室质量管理体系持续改进的态度。③项目管理：省级和试点单位项目负责人对 SLMTA 项目的评价和建议。

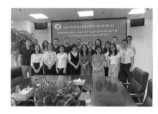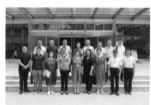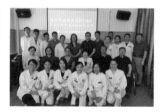

图 2-10　试点项目终末评估督导（2019 年 6 月）

（十）项目总结会

SLMTA 项目试点工作于 2019 年 6 月底如期圆满完成。为了更好地总结项目工作成果及经验，表彰突出贡献者，并为今后 SLMTA 扩展项目以及将来推广应用于结核病实验室星级评定系统提供指导性、建设性意见，SLMTA 项目举办了试点项目总结会（图 2-11）。

（1）会议时间与会议地点：2019 年 8 月，广州。

（2）会议内容：SLMTA 项目工作总结；现场访谈和实验室质量指标对比结果分析；SLMTA 项目培训心得体会及在中国的推广应用建议；TB-SLIPTA 核查清单用于结核病实验室质量管理星级评定体系的讨论；为项目参与人员颁发贡献奖牌。

（3）参加会议人员：项目单位结核病实验室负责人和业务骨干，项目省结核病参比实验室负责人,部分 SLMTA 项目评审员和培训师。

　　(4)会议日程:2 天。

　　(5)会议形式:座谈、报告与经验交流。

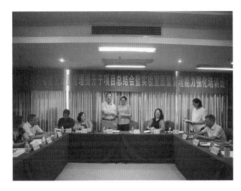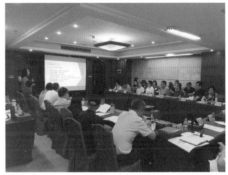

图 2-11　试点项目总结会(2019 年 8 月,广州)

第二节　中国 SLMTA 扩展项目

一、扩展项目单位的确定

　　在中国西部、中部和南部选取三家地市级结核病定点医疗机构,对结核病实验室基本情况以及对申请 ISO 15189 认可的需求和意愿进行摸底调查后,按照实验室类型、工作人员数量、开展结核病实验室检测类型等标准及要求,确定项目实施单位为保山市人民医院、南京市第二医院和成都市公共卫生临床医疗中心。

二、伦理学审查

　　SLMTA 扩展项目实施方案提交中国疾病预防控制中心伦理委员会及美国疾病预防控制中心科学办公室审查并获得批准后正式组织实施。

三、实施周期

　　项目实施周期原定为一年,即 2019 年 10 月—2020 年 9 月。因新冠病毒感染疫情暴发后所有项目单位全力投入疫情防控工作,经中美双方协商同意项目期限延长一年,即实际项目实施周期为 2019 年 10 月—2021 年 9 月,具体实施流程见图 2-12。

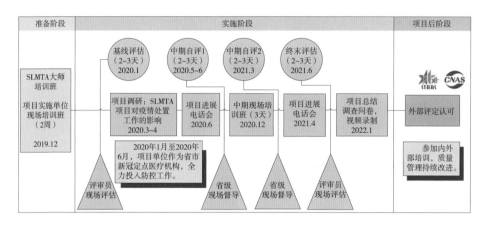

图 2-12 扩展项目实施流程图

四、实施过程

项目实施内容共分为八个不同的组成部分：①国家级培训师资遴选；②面向培训师的 SLMTA 师资培训班；③TB-SLIPTA 基线评估；④TB-SLIPTA 第一次中期自评；⑤SLMTA 中期现场培训班；⑥TB-SLIPTA 第二次中期自评；⑦TB-SLIPTA 终末评估；⑧SLMTA 扩展项目总结活动。

（一）国家级培训师资遴选

在 SLMTA 试点项目培训师、评审员及试点项目单位工作人员中，为 SLMTA 扩展项目遴选培训师资 10 名，分别来自国家及部分省级结核病参比实验室、省市级综合性医院检验科以及 SLMTA 试点单位表现优异人员，多为实验室质量管理负责人，其中部分专家兼职 CNAS 评审员，遴选人员至少满足以下条件中的三项。

1. 参加 SLMTA 试点项目培训师培训并取得培训合格证书。

2. 参加 SLMTA 试点项目的 TB-SLIPTA 评审员培训并取得培训合格证书。

3. 在 SLMTA 试点项目中表现突出，有现场实践体验并承担过现场培训和督导工作。

4. 对实验室质量管理具有高度兴趣和责任感，能够积极配合项目工作安排。

（二）面向 SLMTA 扩展项目培训师的国家级师资培训

根据中美结核病合作项目工作计划，在 SLMTA 扩展项目开始实施前，举办面向培训师的国家级师资培训班(图 2-13)。

(1)培训材料准备:SLMTA 培训教材包括学员用本和教师用本。学员用本供学员学习以掌握实验室质量管理相关的知识和技能,教师用本便于培训师在后期培训学员时使用。培训教具包括过程图解卡片、质量调查指标卡片、各类支持性表格及问卷和教学所使用的各类支持性道具。

(2)培训时间与培训地点:2019 年 12 月 7 日—12 月 20 日,北京。

(3)培训内容:实验室质量管理体系 66 项管理任务和 45 项实践活动、质量控制及方法确认课程和 SLMTA 2 突破课程。

(4)参加人员:包括三部分,第一部分为各省及合作单位项目负责人,参加项目启动会,了解 SLMTA 扩展项目计划;第二部分人员为培训师,全程参加为期两周的培训准备及正式授课,每位培训师须承担指定的培训任务,并接受美国疾病预防控制中心实验室专家 Zilma Rey 的旁听、评论和指导(内容及培训技巧);第三部分人员则来自 SLMTA 扩展项目点的实验室质量管理骨干,他们作为学员全程参加培训班,接受来自国家级师资及美国疾病预防控制中心专家的 SLMTA 项目相关培训。

(5)培训日程:10 天理论培训和各类实践操作活动。

(6)培训形式:理论教学、情景教学和互动实践。

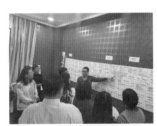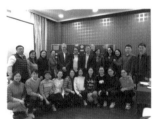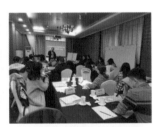
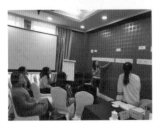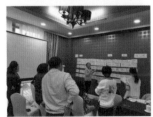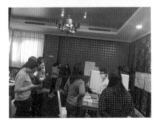

图 2-13　扩展项目 SLMTA 师资培训(2019 年 12 月)

(三)TB-SLIPTA 基线评估

SLMTA 师资培训班结束后,实验室质量管理评审员使用 TB-SLIPTA 核查清单,对参与扩展项目的结核病实验室开展为期 2~3 天的基线评估。通过此次评估,项目单位实验室管理人员和工作人员充分了解实验室现有质量管理体系存在的缺陷及有待改进的领域,并制订相应的实验室改进计划(图 2-14)。

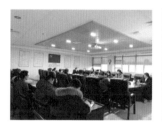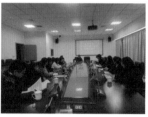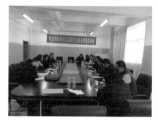

图 2-14 扩展项目基线评估督导(2019 年 12 月—2020 年 1 月)

(四)TB-SLIPTA 第一次中期自评

新冠病毒感染疫情暴发后,三家项目实施单位全力应对新冠疫情防控工作;疫情得到基本控制后,虽国内旅行仍有限制,为尽力维护 SLMTA 项目的工作状态,国家参比室及美国疾病预防控制中心团队与各项目单位通过远程线上交流,帮助项目参与人员复习和回顾以往接受过的相关培训知识和技能,督促项目单位开展第一次自评,对前期工作进行总结并持续改进已发现存在的问题和不足。电话会上及时对各实验室提出的具体问题给予解答,并对自评的方法做了讲解。2020 年 5 月—2020 年 6 月,由省级项目负责人组织并协助各项目点开展了第一次 TB-SLIPTA 自评(图 2-15)。

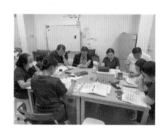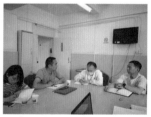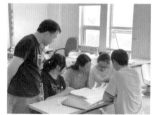

图 2-15 扩展项目中期自评(2020 年 5 月—2020 年 6 月)

(五)SLMTA 中期培训班

三家扩展项目单位完成第一次自评后,国家参比室邀请美国疾病预防控制中心 Zilma Rey,SLMTA 国家级培训师及国内相关领域专家对项目单位工作人员进行线上结合线下的专题培训(图 2-16)。

(1)培训时间与培训地点:2020 年 12 月 21 日—2020 年 12 月 22 日,北京。

(2)培训内容:质量控制计划,确认及验证,医学实验室认可与结核病实验室管理,结核病实验室生物安全认可及相关法律法规介绍,文件控制,结核病细菌学诊断技术质量管理,SLMTA 试点项目实施与感悟,标本采集,实验室检测和结果报告,结核病实验室评估的内容和过程,设备与设施管理流程及要点。

(3)参加培训人员:项目单位结核病实验室负责人和业务骨干,项目省结核病参比实验室负责人。

(4)培训日程:1 天半理论培训和半天项目单位汇报及经验交流。

(5)培训形式:理论授课,现场指导,经验交流。

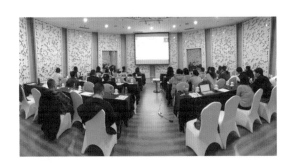

图 2-16　扩展项目中期培训班(2020 年 12 月)

(六)TB-SLIPTA 第二次中期自评

项目中期现场培训结束后,项目单位实验室管理者和工作人员结合培训班所学知识,继续按期开展改进计划中的相关活动。2021 年 3 月,各省结核病参比实验室分别组织三家项目单位开展了第二次 TB-SLIPTA 自评,自评结果以 SLMTA 扩展项目中期报告形式上报国家结核病参比实验室。

(七)TB-SLIPTA 终末评估

2021 年 6 月,国家结核病参比实验室组织评审专家到项目实施单位结核病实验室,开展为期 2～3 天的终末评估。评审员使用 TB-SLIPTA 核查清单,对实验室质量管理改进情况进行评估。评审员按照项目要求完成现场收集关键绩效指标数据(图 2-17)。

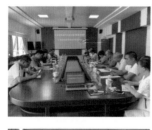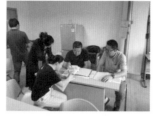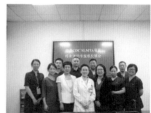
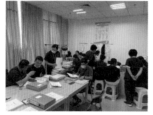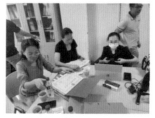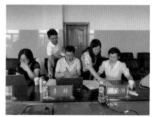

图 2-17　扩展项目终末评估督导 (2021 年 6 月)

(八) SLMTA 扩展项目总结会

因扩展项目单位实验室工作人员参与疫情防控工作繁忙,且国内旅行限制仍未解除,经中美合作双方商议并征求项目参与单位意见,SLMTA 扩展项目线上总结会于 2022 年 1 月举办,并完成对所有项目人员进行的线上问卷调查。所用调查问卷由中美双方项目管理人员共同审阅修订后定稿。

1. 召开省级项目管理人员线上交流会,分享项目实施的收获和经验,同时介绍调查问卷基本填写要求,并邀请各项目单位拍摄视频分享项目实施感受。

2. 向扩展项目参与人员颁发贡献奖牌。

第三章

中国 SLMTA 项目实施结果

第一节 中国 SLMTA 试点项目

一、工作团队组建与培训

试点项目期间共计有 20 位学员参加了 TB-SLIPTA 评审员培训班,并且全部获得评审员培训合格证书并成为 SLMTA 项目评审员储备库成员,其中包括国家结核病参比实验室工作人员 5 人、部分省级结核病实验室专家及青年骨干 10 人和 CNAS 医学实验室评审专家 5 人。SLMTA 项目试点单位的基线、中期和终末评审员全部来自该评审员储备库。

同时,有 30 位学员参加 SLMTA 培训师培训班,全部获得实验室质量管理体系培训证书并成为 SLMTA 项目培训师储备库成员,其中包括国家结核病参比实验室工作人员 4 人、项目单位结核病实验室负责人和业务骨干 6 人、项目省结核病参比实验室 3 人、省级结核病实验室专家及青年骨干 14 人和中 CNAS 医学实验室评审专家 3 人。试点期间三期现场培训班的培训师全部来自该培训师储备库。

省级和试点单位工作人员通过参加 SLMTA 培训师培训班,学习和掌握了实验室质量管理相关知识技能与培训技巧。试点单位学员作为培训师资回到单位后,围绕项目实施方案和 SLMTA 培训主要内容对全科室工作人员进行培训,省级学员则定期对试点单位进行现场指导,充分保证了项目的顺利开展。

二、现场评估

通过三次现场核查评估发现,三家试点实验室的质量管理体系均有不同程度的改进。其中,深圳市慢性病防治中心从基线评估的 0 星,到中期评估的 2 星,再到终末评估的 3 星,得分共提高了 35 个百分点;郑州市第六人民医院的基线评估结果在 3 家试点实验室里面是最低的,但提升也是最为明显的,从基线和中期评估的 0 星到终末评估的 5 星,得分共提高了 57 个百分点;黑龙江省传染病防治院从基线评估的 0 星到中期评估的 4 星,再到终末评估的 5 星,共提高了 46 个百分点(图 3-1)。

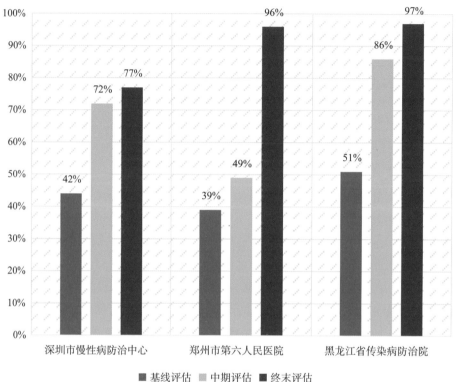

图 3-1　三家试点单位基线、中期及终末评审结果

(一)深圳市慢性病防治中心

实验室基线评估综合评分为 114 分,总分为 269 分(基线评估时实验室有三个不适用项,共 6 分),得分占比为 42.4%(114/269),星级评定结果为 0 星,共发现 134 个不符合项。中期评估综合评分为 191 分,总分为 267 分(中期评估时实验室有四个不适用项,共 8 分),得分占比为 71.5%(191/267),星级评定为 2 星,共发现 45 个不符合项。终末评估综合评分为 209 分,总分为 271 分(终末评估时实验室有两个不适用项,共 4 分),得分占比为 77.1%(209/271),星级评定为 3 星,共发现 48 个不符合项。评估发现的主要问题见表 3-1。

表 3-1　深圳市慢性病防治中心现场评估发现的主要问题

基线评估	中期评估	终末评估
1. 整体实验室布局存在缺陷 2. 实验室内风向和风速控制存在生物安全隐患 3. 试剂耗材采购和库存管理存在缺陷，实验室与相关部门沟通不顺畅 4. 实验室尚未开展内审和管理评审 5. 实验室质量管理手册、生物安全手册、程序文件、制度、标准操作程序（standard operation procedure, SOP）和相关记录都需要进一步修订完善	1. 实验室人流和物流通道未分开 2. 实验室内风向风速控制中的生物安全隐患未得到有效解决 3. 设备标识、维护、校准和管理不完善 4. 未开展新设备和新方法验证工作 5. 未常规开展老员工能力评估工作 6. 实验室尚未开展管理评审 7. 实验室质量管理手册、生物安全手册、程序文件、SOP 和相关记录不完整	1. 房间温湿度记录和消毒记录不完整，缺少审核员签字 2. 液体培养新批次试剂无质量验证记录 3. 涂片镜检和聚合酶链反应（polymerase chain reaction, PCR）检测程序无质量控制相关内容 4. 实验室防护门使用不规范，工作人员缺乏对气压表的读表意识 5. 预防措施中的风险评估不全面 6. 配制试剂无标签或标签未及时替换 7. 存在试剂断货现象且未开展相应纠正措施 8. 未开展实验室人员能力评估，无员工培训记录 9. 管理评审内容不全，输出报告内容不完整

（二）郑州市第六人民医院

实验室基线评估综合评分为 106 分，总分为 269 分（基线评估时实验室有三个不适用项，共 6 分），得分占比为 39.4%（106/269），星级评定为 0 星，共发现 119 个不符合项。中期评估综合评分为 133 分，总分为 271 分（中期评估时实验室有两个不适用项，共 4 分），得分占比为 49.1%（133/271），星级评定为 0 星，共发现 93 个不符合项。终末评估综合评分为 260 分，总分为 271 分（终末评估时实验室有两个不适用项，共 4 分），得分占比为 95.9%（260/271），星级评定为 5 星。评估发现的主要问题见表 3-2。

表 3-2　郑州市第六人民医院现场评估发现的主要问题

基线评估	中期评估	终末评估
1. 实验室未实现污物通道与清洁通道的隔离 2. 实验室尚未建立人员绩效及能力评估程序	1. 实验室污物通道与清洁通道未有效隔离 2. 未建立人员绩效及能力评估程序 3. 未建立完善的实验室设备确认、使用、维护、维修、报废管理程序和相应记录	1. 标本拒收登记本中无标本类型记录，标本拒收原因不明确 2. 空调排风对生物安全柜送风系统有干扰 3. 生物安全柜中利器盒使用

(续表)

基线评估	中期评估	终末评估
3. 实验室设备管理体系不完善 4. 缺乏试剂耗材采购和库存管理程序和相应记录文件 5. 实验室未建立质量指标的监测和记录 6. 质量管理体系文件不受控及相关内容不完整 7. 实验室未常规开展内审和管理评审	4. 未建立完善的试剂耗材采购和库存管理程序和相应记录 5. 实验室未建立明确的各项检测技术的质量指标,未完成对质量指标的监测和记录 6. 质量手册中的授权文件无授权人签字;程序文件不完全适合实验室自身情况,与质量手册和标准化操作程序等文件未建立关联性;支持性表格不完善,缺乏相关记录;不能确保各文件处于受控状态 7. 实验室未能按照质量手册和程序性文件的要求常规开展内审和管理评审	不规范 4. SDS 材料安全数据单不完整 5. 设备校准后未张贴设备校准标识 6. 涂片登记本中的操作者签名不规范 7. 质控登记本中的阳性质控物选择存在问题,结果登记不规范 8. 溅出物处理箱内所需物品不全 9. 未对临床菌株高压处理进行记录

(三)黑龙江省传染病防治院

实验室基线评估综合评分为 136 分,总分为 267 分(基线评估时实验室有四个不适用项,共 8 分),得分占比为 50.9%(136/267),星级评定为 0 星,共发现143 个不符合项。中期评估综合评分为 235 分,总分为 273 分(中期评估时实验室有一个不适用项,共 2 分),得分占比为 86.1%(235/273),星级评定为 4 星,共发现 44 个不符合项。终末评估综合评分为 264 分,总分为 273 分(终末评估时实验室有一个不适用项,共 2 分),得分占比为 96.7%(264/273),星级评定为 5星,共发现 6 个不符合项。评估发现的主要问题见表 3-3。

表 3-3 黑龙江省传染病防治院现场评估发现的主要问题

基线评估	中期评估	终末评估
1. 已初步建立了实验室质量管理体系,但质量体系未能有效运行 2. 实验室未能常规开展内审和管理评审 3. 无不符合项的识别及纠正措施 4. 未建立有效的实	1. 已经建立完善的实验室质量管理体系,但质量体系尚未得到有效的运行 2. 实验室检测内部和外部质量控制存在缺陷,缺乏明确的各项检测技术的质量指标,无质量指标的相关监测和记录等 3. 整体实验室布局和通风系统存在缺陷	1. 授权签字人权限不清楚,质量手册中无报告签发授权名单 2. 程序文件未体现信息中心对数据存档的要求 3. 文件控制管理中缺乏对受控和作废文件的管理和记录 4. 实验室通风差 5. 检验申请单和报告单中缺

（续表）

基线评估	中期评估	终末评估
验室文件控制系统 5. 实验室整体布局存在缺陷	4. 缺乏人员绩效及能力评估程序 5. 未开展实验室管理评审 6. 体系文件未完全处于受控状态	少样本采集日期，无法区分患者为初治还是复治 6. 新方法的选择和确认无评审报告和可行性报告 7. 文档错误的修订不规范

三、试点单位基线、中期及终末评估结果分析

基线评估期间，对照核查清单，深圳市慢性病防治中心的采购库存、过程控制及内外部质量评估章节的得分占比超过 60%，其他各章节的工作内容尚未完全开展；基线评估后 6 个月开展中期评估，中期评估发现除管理评审外，其他工作内容均有不同程度的改善。终末评估与中期评估相比，实验室质量管理改进不显著，管理评审仍未全部开展，部分章节出现得分后退现象，包括信息管理和过程控制工作的开展不稳定（图 3-2）。

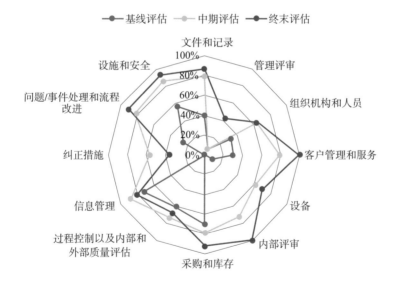

图 3-2　深圳市慢性病防治中心基线、中期和终末评估结果

郑州市第六人民医院基线和中期评估结果相比变化较小，中期和基线评估仅间隔 4 个月的时间，内部评审和管理评审仍未开展，客户管理服务、设备和采购库存改进明显，其他各章节改进不明显。中期评估后经过 11 个月的持续改

进,实验室质量管理水平得到显著提升,各个章节的得分占比均超过85%(图3-3)。

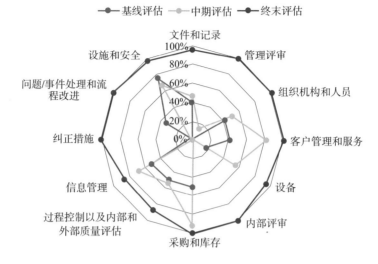

图 3-3 郑州市第六人民医院基线、中期和终末评估结果

基线评估后 4 个月,对黑龙江省传染病防治院开展中期评估,虽然中期和基线评估仅间隔 4 个月的时间,但各项工作取得显著改善,尤其是纠正措施和内部评审章节改进最为明显。中期评估后对各项质量管理工作持续改进,终末评估的质量管理水平得到显著提升(图3-4)。

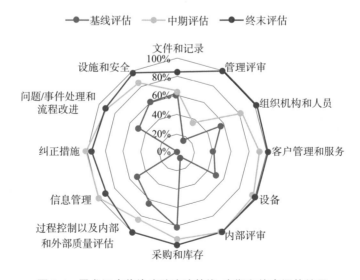

图 3-4 黑龙江省传染病防治院基线、中期和终末评估结果

四、试点项目现场访谈结果

总计 26 人接受现场访谈,其中 SLMTA 培训师 8 人(含省级试点项目负责人),试点单位工作人员 14 人,试点单位相关管理负责人 4 人。具体访谈计划包括内容详见附录二。

(一)关于 SLMTA 培训师培训

1. 对培训的整体评价　课程内容全面,强调理论与实践相结合;互动培训形式新颖,学员参与度高;实例教学效果好,印象深刻;接受培训后,学员的质量管理理念、能力以及信心得到很大提高。学员水平参差不齐,建议教学课时考虑由 2 周(10 天)延长至 3 周(15 天)。

2. 对培训效果的个体评论

(1)收获很大,但接受培训后尚不足以胜任指导工作。教材中的各项案例很实用,非常有指导意义。培训不应只局限于结核病实验室。

(2)不能说完全胜任指导工作,但通过学习质量管理方法和管理工具,以后遇到问题,就知道该如何做了。可以把自己的理解反馈给(实验室)主任。教材很有用,但是章节间有交叉,条理性有待提高。对质量管理体系(quality management system, QMS)的认识很有帮助。在项目实施过程中,曾使用培训教材指导其他实验室的工作人员。培训方式非常新颖。

(3)(经过培训后)可以胜任(指导工作),教材很全面且与 ISO 15189 标准条款及核查清单相结合,实用性强。

(4)(在接受)培训(开始)时还不知道自己所在的实验室有没有(管理体系)。培训回来也没有看到(实验室有)这些东西,然后才开始做。(只能)按照条框跟领导和同事说"你们按照这个(清单)来做"。作为下属,没有指挥领导的权利,和领导同事沟通也不顺畅。领导和同事都没有看培训教材,只有我们两个接受培训的人有(教材),(回来后)没有重新打印,也没有人来借阅。

3. 关于培训进度(两周)的个体评论

(1)课程的内容比较多,课后需要时间来消化。延长培训时间可能效果更好。但是总体来讲强度是可以接受的。

(2)进度如果可以放缓一些更好,可能和本人学习基础有关,(有基础)可以理解更好些。三周应该更好。

(3)SLMTA 按照 ISO 15189 的标准(开展),给了我们一个指引。以前认为 ISO 15189 只是一个概念,没有抓手,SLMTA 培训教给我们的是一个方法,让我们学会了如何理解这些条款和概念。培训进度适宜。

(4)挺好的一次培训机会,但对我来说有些吃力跟不上,很多名词(是)之前没有听说过的。

4. 对评审员及培训师作用的评价

(1)(培训师)关于纠正措施和技能的讲解对学员很有帮助。由于大家的理解千差万别,有导师,可以纠正这些偏差。

(2)在每一次评审和培训中可以逐步了解和理解更多知识和技能,(我可以)从他们的宣教中受益。

(3)以前认为管理评审是领导的事,不关我们(普通员工)的事。现在明白了,应该是我们所有人都要参与进来。SLTMA 项目对文件编写的帮助很大,以前我们没有(参与)编写规范的机会和经验。

(4)他们给予的是全方位的帮助。把授课形式和工具的使用都教给了我们。这是最大的帮助。

(5)答疑解惑。他们给我们一个正确的认知。只有在火车头的引导下才能往正确的方向前行。比如现场督导时对室内质量控制做法的解答,很明确地告诉了我们应该怎么做。

(6)我们有问题时会在第一时间联系指导老师。开始觉得无从下手,包括程序文件、表格记录等,都(不知道)应该如何写,在指导老师的指导下,逐步走上正轨。

(7)以前以为有文件了,(照着)执行就可以了,有机会参加了第三期现场培训,了解到还需要很多知识来支撑。

(8)授课方式和我们的相比差别很大。觉得 Anna 的授课方式很好。回(到实验室)来模拟这种教学方式,收到很好的效果。再培训的过程,也是自己再次学习和加深理解所学知识的过程。

(9)评审时可以(帮助我们)发现平时忽略的细节,帮助很大,启发也很大。

(10)在项目执行过程中有困惑时,导师能反复解释和举例说明。

(11)通过三次现场评审学到很多知识。评审员的提问和指导对我们帮助很大。评审老师的一些点评,可能是我们工作一年都学不到的。

(二)参加 SLMTA 项目的体会

1. 对项目整体评价 在 SLMTA 项目中,我们对实验室质量管理体系认知有了很大提高,实验室操作行为也发生了改变;SLMTA 项目对实验室及员工的工作热情和积极性也有很好的推动影响,促进了团队团结和能力建设;通过 TB-SLIPTA 核查发现问题,然后有针对性地制订改进计划进行改善,使实验室质量管理体系建设逐步进入正确的发展轨道。实验室之外,科室间协作、实验室布局或硬件改造以及完善体系文件是 SLMTA 项目的难点;实验室领导如何动员提高员工积极性,严格执行并持续完善建立起来的质量管理体系是最大的挑战;接受访谈人员一致对 SLMTA 项目成果给予肯定,并期望保持持续改进的态势。

2. 接受访谈人员对 SLMTA 项目的具体评价

(1)关于质量管理体系认知的变化

1)开始不懂或认识模糊或只是听说过,(通过 SLMTA 项目了解到)质量管理是一个全方位的、毫无死角的管理方式,包括实验室检测的全流程。

2)规范是中心词,从人员、耗材甚至实验方法进行质量控制,覆盖实验室的每一个环节;非常严密的,可以循环往复的,保证实验室的运转不出差错;就是让一切都在控制中。

3)项目之前(对实验室质量管理体系)只有一个比较模糊的理解,即检验需要质量,但是更关注结果。现在(对实验室质量管理体系)认识更全面了,操作者对技术的了解和把控,只是质量管理体系中的一小部分。SLMTA 项目给我们打开一个思路,(告诉我们)每个实验室都有自己的实际情况,它展示了可能影响质量的各个方面,然后让我们去发现具体的问题。

4)(参加)项目之前认为自己只是普通工作人员,没有具体职责。通过 QMS 的培训,(我)理解到 QMS 是团队的工作,不只是领导层的事。

5)对我来讲,质量管理体系都是新的知识点。以前只知道某个检测失控,没有接触到大的管理理念,觉得管理体系都是虚的,对 SOP 这样的文件也不重视。现在开始有意识地严格记录,比如室温、湿度等,了解了这些记录的重要性。

6)以前知道质控品检测和方法验证的重要性,现在知道了要这样做的真正原因,也了解到了质量管理体系是如何运行的。

7)在解决遇到的困难的过程中,个人的理念得到转换。感受很深的是 SLMTA 项目给自己建立了一个强大的思想体系,在这个体系之上用正确的思考方法解决问题。用更系统全面的思想去建立质量管理体系,使之更系统、更规范。

(2)关于操作行为的规范化

1)在 SLMTA 项目之前,我们意识到(我们自己)某些地方比较好或比较差,但只是感觉,没有一个量化的指标来呈现好或不好及其程度。以前我也很好奇别人是怎么做的? 我们自己的实验室处于什么样的水平? 通过 SLMTA 项目,我大概知道好是什么样子的了。如果有了评判或者规范化的标准,我就可以知道自己哪里做得好哪里做得不好,也知道应该怎么去做了。

2)体系建立更加规范化。以前有体系,但不够规范,可执行度也差。SLMTA 之后,根据清单的详细要求去准备,文件编写更规范化,执行也好了。文件之间是有相关性。

3)参加项目后有意识地追求规范,而且也变得越来越规范了。实验室开始重视做各项记录了,比如会议记录;从管理层到员工的工作状态都发生了改变,按流程操作,并做记录;自己建体系,自己使用,自己完善,实验室开展内审和管审;建立的体系更加规范,可执行度也提高了。

4)没有这个项目前,我们做实验忽略了很多问题:比如 SOP 是写了,但是和实际操作差别很大。还有就是实验记录,没有具体要求记什么和如何记。尤其对质量管理,我们重视的是完成任务,对内审和管审根本不懂,也从来没有做过。

5)印象最深的是护士抽血的 SOP。原以为有 4~5 步就完成了,现在看来还有很多步骤,SOP 甚至(是)可以有 20 多个步骤的。这是理念和对规范要求的差距。

6)质量监控这一块是新的知识点。SLMTA 项目之前涂片培养会参照标准化操作手册,每天抽查,涂片复检,监控涂阳率、污染率,以为这就完成了室内质控,其实不是(这样)。(经过这个项目,我们)知道(了)应该像常规免疫生化检测那样,每批次都应该在有质控品的情况下(进行)全程操作,才能监控当天结果的有效与无效,质控品的选择和制备也要规范化和标准化。

(3)关于实验室质量管理体系文件起草或修订的参与度:总计 22 人(占比85%)接受关于文件起草和修订参与度问题的访谈。另有 4 人(占比 15%)中3 人为院/所长,1 人为设备科管理人员,因不直接参与 SLMTA 项目的具体活动中,故未就此问题进行访谈(表 3-4)。

表 3-4　项目实施前后实验室质量管理体系
文件起草和修订参与度比对

	SLMTA 项目之前	SLMTA 项目中
从未参与人数(占比)	13(59%)	2(9%)
参与人数(占比)	9(41%)	20(91%)

（续表）

	SLMTA 项目之前	SLMTA 项目中
关于文件起草和修订活动的评述	1. 体系文件代代相传 2. 建立体系文件是科室主任或质量管理负责人的事 3. 参加过一小部分,写自己负责做的操作流程,但不知晓最终是否被采纳 4. 参与过,但都是比较教条地停留在单纯建立文件而已 5. 没有文件控制,也没有文件的编写规范,不清楚每个文件的基本架构应是什么 6. 虽有体系文件,但体系文件过于简单,不实用	1. 除参与每项检测技术 SOP 的制定外,还参与了方针性文件、生物安全体系文件的制定 2. 参与部分章节的编写,如:样品采集和伦理道德、分子诊断室的 SOP 的修正、记录表格和设备管理体系的建立、采购和库存的程序文件和表格 3. 几乎全部参与,主要负责实验室持续改进体系文件这一部分 4. 参与了程序文件以及表格的建立;SLMTA 项目使许多文件从无到有,从有到精 5. 依托核查清单和评审结果进行修改和补充;文件起草和修订现在是具体工作人员在做,由科室主任负责审核 6. 我们实验室几乎是零启动,制定适合自己实验室的各类文件

（4）关于 SLMTA 项目对员工的工作态度及团队建设的影响

1）有了对实验室的评判标准,了解了自己实验室处于什么样的水平。

2）SLMTA 项目对个人的工作和生活都有影响。比如要减肥,可以制订一个 PDCA（Plan-Do-Check-Act cycle）计划。再比如家里要装修,如何走线,现在可以提意见了。

3）SLMTA 项目帮助我们把团队建立起来了,并且（使我们的团队）得到了锻炼。

4）经过培训,我们对工作范围外的要求也有了解并在工作中得到应用;SLMTA 项目之前的很多培训没有系统化,SLMTA 项目的培训内容广泛、全面且系统。

5）现在的实验室管理更加细致,对每一个环节都有详细的要求。比如设备、试剂、耗材采购,量化计算（使我们）把计划做得更精细和规范。虽然我们以前也是比较重视质的,但通过这个项目（我们）加强了中间过程的控制,对质量更有信心了。

6）以前不懂什么叫持续改进,现在大家都知道了改进后的并不是最好的，(还)需要再优化，(这种优化)是需要持续进行下去的。SLMTA 项目初期对质量管理体系没有完全理解，从中期核查结束之后，很多观念开始逐渐深入人心，开始自觉地利用 PDCA 来解决所发现的问题。

7) 大家工作态度更加严谨，开始重视各类文件，逐渐学习并使用这些文件，而以前(在我们实验室中)都是老师带徒弟(进行相关学习)，很少看 SOP 文件。

8) TB-SLIPTA 核查清单非常实用，核查沟通可以实实在在地帮助大家解决很多实际问题。大家对整体提高实验室体系都很认同，都很乐意做这样的项目。

9) 大家非常积极：一起学习，一起执行；积极讨论和参加 SLMTA 项目的各类活动，感觉这是一个团队协作；得知能参与进来很开心，其他人的积极性也挺高，因为(这个项目是)需要大家合作才能完成的，大家乐于分享(从项目的)所学所得；这个学习过程虽然辛苦，但收获巨大。

10) 在项目之前，我们的团队也具有凝聚力；但参加项目后，大家抢着做，互相帮助分担。这个项目使我们的集体更加团结协作了。

11) 从 SLMTA 项目学到很多东西，可以提高和保证我们的工作效率和科室声誉。

(5) SLMTA 项目中的经验教训及挑战

1) 有一些(与实验室相关的)工作由实验室之外的部门进行管理，这部分工作很难按质量管理体系进行管理，需要大量的协调和配合。在实验室内部的工作更容易执行。

2) 与其他科室的协作是实验室质量管理体系运作的难点。医院应该统一制定执行规则。

3) 挑战较大的是管理。比如，发现了问题，采取了措施，但管理者常忽略了对后续情况的跟进。再有，工作中出现疏忽，管理者不追责进而忽略。在对执行力的细节协调跟进等，不能脱节。

4) 最难的是要做的和说的保持一致。既然定了标准，就要按照这个标准去执行。

5) 文件部分比较难。文件需要不断地修改，在执行中发现问题就需要再讨论再修正，难度相对较大。

6) 开展室内质控的覆盖率不够，主要原因是我们工作人员的意识不到位，此外，缺乏标准化的质控品，也是具有挑战的地方。

7) 整个体系的内容非常丰富，需要花时间把它了解透、学习透。在医院工作很忙碌,需要大量的下班时间来做这项工作。但一旦体系建立起来了,很可能会提高我们的工作效率。

8)SLMTA 项目初始,领导层认为少数人把体系文件做好,其他人照着做就行了。但中期评估后发现了问题的严重性,开始逐步采用 PDCA 等各类管理方法,动员全员参与到项目中来。

9)初始对清单的条款理解出现很多偏差,中期评审后得到了纠正。

10)项目进展受挫或遇到阻力,比如涉及与其他部门协作的时候或遇到硬件设施需要改造的时候,员工的积极性会受到影响。仅是个人有热情还不够,单位领导需要鼓励动员大家的积极性。单位领导要有规律和有计划地领导员工开展工作,如果领导都没有热情和积极性的话,员工很难有积极性。

11)积极性在刚开始时挺高,但在后续活动中,因改进措施不到位,也付出了很多热情,发现了问题,但做不出解决方案;反复多次,最终还是没有做成,人很疲劳,积极性也就消退了。

12)质量管理体系执行好坏没有同绩效挂钩,导致工作做得不好与积极性不高有关。

(6)对实验室质量管理体系持续改进的态度

1)虽然 SLMTA 项目结束了,但我们会继续进行下去的。我们已经开展了一系列的 QMS 活动,已经意识到这些活动不仅是完成项目任务,还对我们的工作有很大帮助。但是,仅依靠项目带动和实验室自己的力量,很难坚持长久。比如采购归属其他科室管理时,因为有项目,我们可以争取领导的特别支持,但是项目开始后,就会很吃力,甚至有可能搁浅。容易做的我们肯定会继续去做,并且全力而为。

2)尽管我们单位不会有进一步申请实验室认证的计划,但所学到的概念、方法会对我们的工作产生持续的影响,感觉目前我们还有很大的改进空间。

3)(实验室质量管理体系改进)有必要继续做下去。因外部因素的不利(而没能继续进行实验室质量管理体系改进),会让我有一种徒劳的感觉,因此希望单位在各方面的支持都能跟上。

4)没有管理体系的实验室就是散的。没有做好对意外、突发事件的应对措施,就没有安全感。

5)获得认证认可不是结束,而是开始。在 SLMTA 项目中建立起来的文件更适用于我们自己,这是我们工作所需要的东西,我们会持续做下去。

6)通过 SLTMA 项目,我们整个实验室的能力提升很大。实验室质量管理体系的理念也应促进检验科的整体发展。因为它(实验室质量管理体系)帮助我们变得规范做事,(所以)我们还会继续完善(实验室质量管理体系)。

7)这是一个持续改进的过程。我负责设备管理,经历了半年的项目实践,现在仍然觉得像是刚刚入门。现在建立的设备管理体系只是一个基础,我们还需要持续改进,做得更好。

8)实验室质量管理体系的很多细节问题需要不断改进。目前这些改进成果已经开始逐渐融入我们的日常工作中了。

9)虽然我们已完成终末评审,但我们仍有提升空间。我们还想做得更好!现在这个时间点,应该是一个新的开始。

(三)试点单位管理层对 SLMTA 项目的支持与评价

1. SLMTA 项目实施期间,各试点单位实验室得到所属机构各级领导的支持,主要表现在以下几个方面。

(1)动员外部资源支持实验室硬件建设和改善,例如:通风系统改造、建立实验室信息系统(laboratory information system,LIS)、调整实验室空间及布局、购置生物安全离心机等.

(2)协调科室之间(如设备科与实验室)的协作,满足实验室对质量管理体系建设的要求。

(3)人员配备上有所倾斜,同时支持年轻员工有更多机会接受外部培训。

(4)促进员工激励机制:为员工争取加班费补助等。

2. 试点单位管理层对试点实验室在 SLMTA 项目中的变化有着高度认可,以下是管理层对于 SLMTA 项目的评价。

(1)SLMTA 项目给实验室质量和能力提升带来非常好的效果,希望它能不断发展下去。可以看到实验室提高质量的意识有了明显改变。有这样的理念兜底,其他的努力都会事半功倍。

(2)实验室整体布局得到改善,员工工作态度有了提高,如果没有这个项目,这些变化可能不会发生。试点实验室和其他实验室相比已有明显进步,没有参加 SLMTA 项目的实验室可能没有意识到自身所存在的问题。

(3)实验室团队整体的精气神不一样了,对临床服务的能力、意识和效果得到改善。

（4）实验室工作能力和质量提升很大。对实验室质量方面的促进很大，对技术的规范也有明显的促进作用。也促进了科室同事之间的团结合作。

（5）我们最开始的追求就是要"规范"。人员培养也要规范。但国内的培训不够完善，有些内容是缺失的。参加这个项目后发现，我们很幸运，有专家还有这个平台，让我们有了一个飞跃性的进步，很快就接近了"规范"的目标。

3. 对今后实验室质量管理体系持续改进的建议

（1）即使我们（实验室）不去申请 ISO 15189 认证认可，我个人也希望（实验室）能按照这个体系的要求继续做下去，但持续性方面还需要得到单位高层领导的支持。希望（实验室质量管理体系持续改进的相关工作）不单单是实验室自己做，还要得到高层领导重视。相关支持部门也需要跟上，对实验室管理体系的改进帮助会更大。

（2）我们肯定希望持续往前走，SLMTA 项目已经领我们走到半山腰了，不能松劲儿。我希望把年轻人都培训起来。对刚进入实验室的年轻人进行这样的实验室质量管理体系理念的教育和培训，非常重要也非常有必要。

（3）在试点的结核病实验室，希望 SLMTA 项目不仅可以开花结果，还能够做得更扎实，可以帮助其他实验室开展这样的项目。我们院的质量控制中心，还肩负着其他地市服务质量的督导工作。如果在省层面或国家层面，我们能够把这些理念推广出去，对我们今后的工作会有很大帮助，并且很有意义。

（4）如果其他部门不能参与到质量管理体系中来，实验室的工作没有大环境支撑，（实验室质量管理体系改进的相关工作）可能也难以持续，就会松懈下来。当前的 SLMTA 项目主要是实验室自己在做，比较困难。只有把质量管理体系标准列入考核内容，全院都参与，才会促进各方的积极性。市卫生健康部门要定期审查，还需要院领导足够重视。

（5）希望多举办关于质量管理体系的培训班，我（作为管理者）会积极参加并和专家多交流学习。

（6）建议（医院）组织院内培训，让检验科的其他实验室也都参与到质量管理体系中来；邀请国家级专家帮助我们发现问题，共同交流提高。

（7）SLMTA 项目为我们打了一个很好的基础。后期的普及工作可以与国家结核病实验室星级评定系统结合，进而推动全国其他省市级结核病实验室的质量管理体系建设。

(8)如果国家能有配套经费来继续推广此类项目,会更有助于提高我国各级结核病实验室的服务水平。

第二节　中国 SLMTA 扩展项目

一、工作团队组建与培训

由于 SLMTA 试点项目的成功实施,国家结核病参比实验室深入推进实验室质量管理提升培训工作,在 SLMTA 扩展项目中,通过国外专家的现场指导,10 名培训师成功完成对三个扩展项目点工作人员的全面质量管理培训,获得相关培训实践经验。

扩展项目省级疾病预防控制中心和扩展项目单位工作人员通过参加 SLMTA 培训师培训班,学习和掌握了实验室质量管理相关知识技能与培训技巧。项目单位学员作为培训师资回到本单位后,围绕项目实施方案和 SLMTA 培训主要内容对全科室工作人员进行培训;省级疾病预防控制中心参加培训的学员定期到项目单位进行现场指导,充分保证了项目的顺利开展。

二、现场评估

SLMTA 扩展项目的现场评估由专家评审和项目实验室自评两部分组成。基线评估和终末评估,分别在 2020 年 1 月上旬和 2021 年 6 月中旬,由国家结核病参比实验室组织获得资质的国家级评审团队到现场进行评估。由于新冠病毒感染疫情,SLMTA 扩展项目延长了一年的时间,为尽可能地减少疫情期间旅行受限等因素的影响,为推动项目进程并保证活动的连续性,SLMTA 扩展项目在基线与终末评估之间,增加了两次自评活动,即由项目单位实验室根据 SLIPTA 核查清单对实验室质量管理体系进行自我评价,并将自评结果及所遇到的问题上报国家结核病参比实验室。SLMTA 扩展项目现场评估总分分布情况见图 3-5,中期得分占比为各实验室两次自评结果的平均值。由于有结核病实验室应疫情防控需求部分空间被临时占用,或部分实验室工作人员被临时调用至其他岗位,实验室自评工作的完整度及精细程度受到影响;同时,由于实验室自评人员并未接受过 SLIPTA 核查清单的评审培训,故各实验室自评结果虽具有自身的前后对比的参考价值,但在准确度以及各实验室之间数据的可比性等方面存在缺陷;故本报告主要通过基线评估和终末评估数据的比对,呈现三家结核病实验室的质量管理体系在 SLTMA 扩展项目中所取得的成就,中期自评结果仅供参考。

基线评估时,3 个项目实验室的平均得分比为(43.17±2.48)%,评级均为 0 星。中期评估时,3 个项目实验室的平均得分比为(70.19±4.16)%,较基线评估提高了 23.08%、29.16% 和 28.81%。终末评估时,3 个项目实验室的平均得分比为(87.88±1.37)%,均达到 4 星级别,较基线评估提高了 43.96%、40.96% 和 49.19%(图 3-5)。

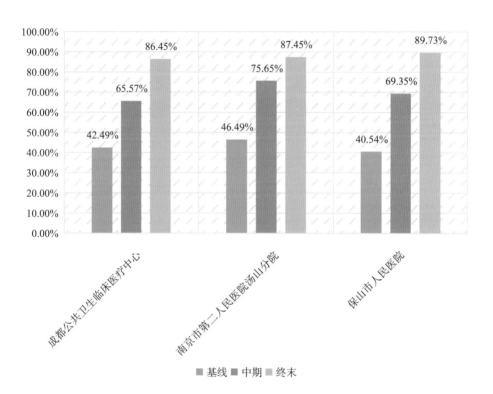

图 3-5 扩展项目中三家实验室基线、中期(自评)及终末评估结果

(一)保山市人民医院

该实验室基线评估综合评分为 105 分,总分为 259 分(在基线评估时实验室有 8 个不适用项,总分减去 16 分),得分占比为 40.54%(105/259),星级评定结果为 0 星。终末评估综合评分为 236 分,总分为 263 分(在终末评估时实验室有 6 个不适用项,总分减去 12 分),得分占比为 89.73%(236/263),星级评定为 4 星。两次评估发现的主要问题汇总见表 3-5。

表 3-5　保山市人民医院现场评估发现的主要问题

基线评估	终末评估
1. 所有体系文件均基于大检验科建立的 ISO 15189 体系,未针对结核病实验及 SLMTA 体系要求建设,导致质量控制体系、程序文件、SOP 及记录表格缺乏可操作性。如服务咨询、不符合项识别、持续改进等要素未得到有效开展,尤其对于风险管理、风险识别、风险评审程序理解粗浅,未有效开展	1. 整个体系中缺少风险管理的规定及风险评估程序,质量手册缺乏重要的风险评估相关要素
2. 未针对结核病实验室检测进行生物安全手册编制。实验场地狭小,不满足要求。涂片、培养与分子检测(Xpert MTB/RIF)没有进行分区;镜检、报告区域应在相对洁净区域,不应与污染核心区混用。物资存储空间缺乏。无实验室人员办公区。个人防护 N95 口罩未开展适合度检测,现有口罩型号不适合工作人员佩戴。建议增加结核病实验室功能以满足临床要求(如 IGRA、real-time PCR、药物敏感试验等)。高压灭菌间和实验室非实验室人员准入未进行有效管理。留痰区和候诊区未分开,增加了感染风险	2. 对于程序性文件和作业指导书的区别理解不透,部分作为程序性文件但撰写成为作业指导书,层次不清晰
3. 建议增加检验人员 1 名,并固定 1 人。加强专业化培训	3. 人员绩效与表现评价内容过于宽泛,未结合每个员工的岗位描述进行评价
4. 检验报告单不规范,须按卫健委通用要求修正	4. 对于管审的输入内容理解不够清晰,输入内容过多,有些是内审需要解决的问题不需要全部作为管审输入内容
5. 设备、试剂耗材未按照 ISO 15189 体系进行管理,设备试剂采购申请、方法验证、应急计划,维护记录(预防性和服务性维护)程序不完整,没有充足的储存空间和合适的存储条件。增加冰箱配置,保证标本与试剂分开储存	
6. 结核病实验室没有开展内部评审、管理评审工作。没有开展原因分析、预防措施,纠正措施未完全实施	5. 对于质量改进理解不够清晰,有些短期纠正措施不需要列入质量改进报告
7. 结核标本未纳入采集手册,标本(菌株)运输不规范,没有相关的交接记录和程序文件	6. 有些预防措施作为日常监督评价的内容即可,不必都列入预防措施
8. 未对委托实验室开展评估和标本跟踪工作。应对相关检测项目建立并规范外送(委托)程序,并将程序文件化	
9. 完善信息系统验证、维护记录。升级报告修订后原始报告的保存工作	7. 实验室人员数量不足,尤其是检测项目日益增多,应增加专职人员数量
10. 没有建立完善的结核病实验室质量指标体系,未进行跟踪、分析,未将质量指标用于工作质量改进	
11. 对培养阳性患者须进一步开展结核分枝杆菌鉴定及药物敏感试验	

(二)南京市第二人民医院汤山分院

该结核病实验室基线评估综合评分为 126 分,总分为 271 分(基线评估时实验室有 2 个不适用项,共 4 分),得分占比为 46.49%(126/271),星级评定为 0 星。终末评估对实验室综合评分为 237 分,总分为 271 分(终末评估时实验室有 2 个不适用项,共 4 分),得分占比为 87.45%(237/271),星级评定为 4 星。

基线及终末评估发现的主要问题汇总见表 3-6。

表 3-6　南京市第二人民医院现场评估发现的主要问题

基线评估	终末评估
1. 尚未建立完善的质量体系 2. 实验室未能常规开展内审和管理评审,无不符合项的识别及纠正、预防措施及持续改进 3. 未建立有效的实验室文件控制体系,实验室各文件未在受控状态 4. 未建立人员绩效及能力评估程序 5. 质量手册和程序文件内容不完整,且缺少关联性 6. 部分记录表格内容不完整,日常记录工作不完善 7. 风险评估不完善 8. 实验室整体的布局不合理,流程不规范,气流控制未有效实施,负压实验室的压力表不能有效的指示压差,人流和物流未进行有效区分 9. 无专用的试剂、标本储藏室,试剂的存放不规范 10. 实验室存在仪器维护不善(定标管过期等)现象 11. 未能有效地运用结核病实验室相关的质控指标 12. LIS 中患者信息不全面,缺少患者的初、复治分类等信息	1. 外部服务和供应缺少评审频率 2. 缺少员工绩效考核频率和对考核人员的培训 3. 缺少设备维护频率的相关描述和对设备降级、弃用的处理 4. 一部分文件缺少唯一性标识 5. 管理评审没有最高层领导参加,没有采用质量指标监控,没有将相关信息输入到管理层 6. 未实现各工作站之间的最佳工作流 7. 整体实验室布局和通风系统存在缺陷

(三) 成都市公共卫生临床医疗中心结核病实验室

实验室基线评估综合评分为 116 分,总分为 273 分(基线评估时实验室有 1 个不适用项,共 2 分),得分占比为 42.49% (116/273),星级评定为 0 星。终末评估实验室综合评分为 236 分,总分为 273 分(终末评估时实验室有 1 个不适用项,共 2 分),得分占比为 86.45% (236/273),星级评定为 4 星。基线及终末评估发现的主要问题汇总见表 3-7。

表 3-7　成都市公共卫生临床医疗中心现场评估发现的主要问题

基线评估	终末评估
1. 安全标识不规范,如生物安全二级实验室未按照 WS 589—2018 执行,危险化学品无标识,危险废弃物未区分感染性、化学性和损伤性等,生物安全柜无维护或停用标识,冰箱无仅实验标本或试剂使用标识,无实验室访问限制标识	1. 质量体系健全,文件编写较完善,但不同层级之间文件的衔接仍然有漏洞,如质量手册与 SOP、SOP 与记录的垂直衔接,应突出针对结核病实验室构建各类文件和质量管理体

（续表）

基线评估	终末评估
2. 生物安全二级实验室和分子生物学实验室不能满足检测使用和安全要求 3. 生物安全手册内容不完整，需要进一步补充完善 4. 加强实验室质量指标分析和改进流程管理 5. 实验室未开展内部评审和管理评审 6. 实验室组织机构人员相关文件未按照 ISO 15189 要求制定，执行记录不完整 7. 针对医生的检验项目手册和针对标本采集人员的检验标本采集手册未进行区分 8. 未对投入使用的设备进行性能验证和检定；设备报废时未进行无害化处理 9. 试剂储存管理不规范，对试剂供应商未进行评价 10. 实验室信息系统应及时进行升级，对纠正措施的后续行动未进行监控 11. 实验室有经过培训的内审员，但无内审管理要求和程序性文件，也未开展内审活动 12. 过程控制检验前程序不完整，缺少对样本编号规则、具体采样时间、样本周转时间的要求 13. 缺乏如何撰写 SOP 的 SOP，检测项目 SOP 中缺少质量控制内容 14. 无人员、设备和方法比对记录 15. 安全手册内容不完整，质量手册不可及，无风险评估	系，如标本采集 2. 人员能力评估缺乏明确要求和具体评价手段。绩效考核缺乏标准化和系统化，未针对不同级别及不同岗位人员制定具体能力提升措施和持续改进方案 3. 部分不符合项缺少后续行动，如对管审输出的不符合项缺少有效的纠正措施、跟踪措施及预防措施。对长期存在的不符合项未制定有效的控制方法，如约 50% 不合格痰标本进入结核相关检测流程 4. 实验室环境不满足工效学要求，非人性化设计影响检验工作开展及人员安全。安全评审及培训未覆盖所有实验室活动。负压实验室的压力不符合要求，门锁故障，标识不清，部分出口无标识，生物安全柜安装不规范，设备布局不合理。医院生物安全组织结构不合理，未形成由院长负责、分管院长主管、相关科室科协助及一线科室执行的系统化组织结构

三、扩展项目单位质量体系要素分析结果

保山市人民医院检验科结核病实验室在基线评估时,内部评审完全未开展,管理评审得分比为 7.14%,仅有少量实验室质量相关内容输入到管理评审中,其余部分均未按要求开展;问题/事件处理和流程改进章节得分比为 8.33%,实验室对检测流程缺少质量指标的监控和分析;客户管理和服务得分比为 10.00%,实验室虽然建立了面向客户的实验室手册,但内容有所缺失;文件和记录得分比为 46.43%,尽管体系文件已初步建立,但存在缺项,实验室未能按体系文件要求完成实验室质量活动。到终末评估时,保山市人民医院检验科结核病实验室人员对质量管理体系的理解更为全面,除内部评审(73.33%)和纠正措施(78.95%)外,其他实验室各质量体系要素得分比均高于 80%,管理评审、组织机构和人员、客户管理和服务及问题/事件处理和流程改

进等章节的得分比均达到 100.00%。但在终末评估时实验室仍存在一些问题:首先,对于体系文件不同层级结构的理解不清晰,存在不同层级编写混乱的情况;其次,人员绩效与表现评价内容过于宽泛,未结合每名员工的岗位描述进行评价。再次,尽管该结核病实验室的管理评审实施流程完整,但管理评审中输入内容过多,能够通过内审解决的问题不需要全部作为管理评审的输入内容。终末评估与基线评估相比,实验室质量管理改进显著,各质量管理要素均按要求进行了设立,结核病实验室人员责任心强,领导重视,实验室硬件得到明显改善。但在文件与记录、内部评审、采购与库存管理和纠正措施四个方面,还需要总结经验继续改进(图 3-6)。

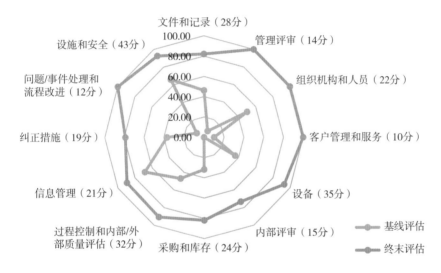

图 3-6　保山市人民医院检验科基线和终末评估质量体系要素分析结果

南京市第二人民医院汤山分院结核病实验室在新冠病毒感染疫情期间作为省定点传染病院一直参与疫情防控工作。实验室在基线评估后经过停用、搬迁、再启用过程。基线评估时发现,实验室的内部评审完全未开展,管理评审得分比为 7.14%,管理评审的频次和输入内容不符合质量体系要求;纠正措施得分比为 26.32%,该实验室虽然开展了相关活动但没有进行记录,无法证实纠正措施的有效性;文件和记录得分比为 46.43%,存在体系文件层级不明确、程序文件无授权签字、各质量活动规定存在缺项和设置不全面等问题;信息管理、设施和安全在基线评估时设置较为完整,得分比分别为 78.95% 和 74.42%。到终末评估时,实验室内部评审达到 100.00%,体系文件中内审要求明确,评审流程完整,对基线评估时对内审提出的不符合项和潜在缺陷采取了有效的纠正措施;管理评审较基线评估得分比增加了64.29%,管理评审输出的决定措施可以在规定时限内完成,但输入中缺少采用有效的质量指标;组织机构和人员得分比为72.73%,缺少对人员培训效果的评估以及对在培人员的持续监督指导;纠正措施的得分比为78.95%,实验室对确定的不符合项开展了根本原因分析和书面记录,对纠正措施实施的有效性进行了验证;其他各章节得分比也均在82%以上,实验室质量管理体系运行基本完善(图3-7)。

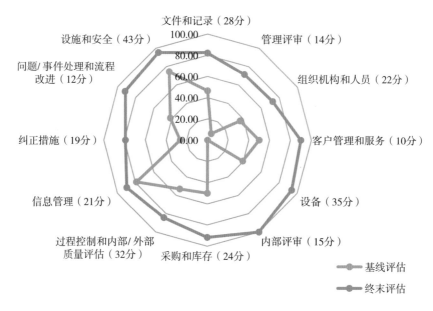

图3-7 南京市第二人民医院汤山分院基线和终末评估质量体系要素分析结果

成都市公共卫生临床医疗中心结核病实验室在基线评估时,管理评审和内部评审实际工作未开展,内部评审得分比为6.67%,仅做到了实验室负责内部评审的人员参加了相关培训;纠正措施未开展,也未在体系文件中进行相关要求;问题/事件处理和流程改进得分比为25.00%,存在实验室工作流程未采取有效的质量指标进行质量监测、缺少记录和有效的纠正措施问题;文件和记录得分比为46.43%,存在体系文件已建立但缺项较多,没有对实验室评估、纠正和预防措施、改进计划等方面进行相应设置,也没有对文件定期进行审查,不能保证体系文件的现行有效等问题;设施和安全得分比为41.86%,存在实验室工作环境杂乱、生物安全设置缺陷明显、结核分枝杆菌药敏实验室和分子生物学实验室通风不畅、实验室气压值未能检测、实验室废弃物处理不规范、未区分传染和非传染性等问题;采购和库存、信息管理作为机构内单独设置部门,相对得分比较高,分别为 79.17% 和 66.67%。到终末评估时,管理评审(35.71%)仍缺乏有效的输出,例如实验室将质量指标监测中发现的不符合项输入到管理评审中,但管理评审未提出有效措施来改进这些指标;而内部评审得分比为 100.00%,实验室按照质量手册和程序文件的要求,对全要素进行了内部评审,行动记录完整;信息管理得分比也达到 100.00%,报告单内容全面,报告单按要求对修改的内容进行了标注,信息系统的安全和适配性也进行了全面验证;文件和记录得分比为 85.71%,实验室对体系文件进行了修订改版,对实验室实施的质量活动建立了明确规定,各项记录完整;设施和安全得分比为 88.37%,实验室环境得到了积极改善,调整了结核病实验室的位置,工作流路径顺畅,结核病实验室符合生物安全要求;其他各要素章节得分比均在 75% 以上(图 3-8)。

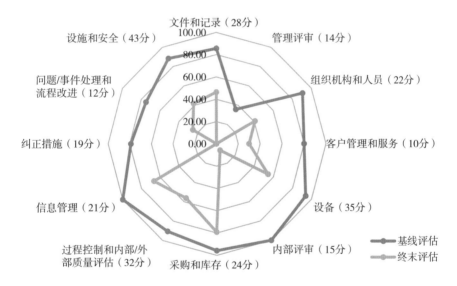

图 3-8 成都市公共卫生临床医疗中心基线和终末评估质量体系要素分析结果

四、SLMTA 扩展项目问卷调查

SLMTA 问卷调查是通过手机线上完成的。有效填写人数为 55 人,其中参加国家级 SLMTA 培训人员 25 人(占比 45.5%);参与项目实施但没有接受国家级 SLMTA 培训人员 19 人(34.5%);疾控系统的项目管理人员 9 人(16.4%);项目实施单位管理层人员 2 人(3.6%)。

问卷调查采用净推荐值(net promotor score, NPS)量表进行数据收集,数据从 1 至 10 递增,并按 5 等分区间进行数据统计,统计结果如表 3-8 所示。

表 3-8　SLMTA 扩展项目问卷调查净推荐值分布情况

问卷调查问题	应答人数	分数区间分布人数				
		1~2分 很少	3~4分 较少	5~6分 一般	7~8分 较多	9~10分 很多
在您第一次听说 SLMTA 项目时,当时您对这个项目的期望值是多少?	55人	1	5	7	25	17
您认为本地参与 SLMTA 项目的实验室与其他没有参与的实验室之间的差别有多大?	9人	0	0	2	2	5
参加 SLMTA 项目之前,您个人对质量管理体系(QMS)了解多少?	55人	15	11	18	10	1
参与 SLMTA 项目之后,您个人对 QMS 的了解多少?	55人	0	3	14	18	20
SLMTA 项目实施前,实验室 QMS 完善程度如何?	55人	10	14	20	8	3
在完成项目实施后,实验室所看到的改变程度如何?	55人	0	1	5	31	18
SLMTA 项目及培训,对所有实验室员工的影响如何?	55人	0	2	9	23	21
SLMTA 项目的基础理念是在现有的人力、资源和基础上提高实验室的质量和能力。但是有些实验室会在 SLMTA 项目过程发现需要有额外资源的支持。您有这样的体会吗?	46人	0	6	10	16	14
您认为使用标准核查清单工具(SLIPTA)进行评估可以准确反映出实验室的质量状况吗?	55人	0	3	8	18	26
如果您参加了 SLMTA 培训,您认为 SLMTA 培训的进度是否合适?	32人	1	1	7	10	13
如果您参加了 SLMTA 培训,您觉得 SLMTA 培训师对您的指导是否能帮助您了解 QMS 理念?	31人	0	0	6	12	13

（续表）

问卷调查问题	应答人数	分数区间分布人数				
		1~2分 很少	3~4分 较少	5~6分 一般	7~8分 较多	9~10分 很多
您喜欢并且可以接受 SLMTA 培训现场互动式的培训模式吗？	31人	0	1	6	6	18
您觉得经过 SLMTA 培训，是否可以满足实验室质量改进的需求？	31人	0	0	6	12	13
SLMTA 教材对没有参加培训的但是又负责执行 QMS 活动的人来讲，对 QMS 理念的了解有帮助吗？	19人	0	1	4	8	6
您觉得这些教材可以用来辅导或指导您所在机构的其他实验室的工作人员吗？	19人	2	1	2	4	10
SLMTA 利用 PDCA 流程解决所发现的问题。您觉得这个方法在完成 QMS 改进中有帮助吗？	53人	0	3	6	19	25
您在实验室质量管理体系文件的起草和修正工作中参与的工作量有多少？	53人	3	4	16	18	12
您觉得 SLMTA 项目对于应对新冠病毒感染疫情产生的积极影响程度是多大？	55人	1	5	15	18	16

　　在质量改进过程中，对"涉及其他部门或额外资源的协作与支持，是否报告机构管理层"这个问题的回应的平均值为 7.89 分，说明大部分人都会向机构管理层报告，以获得更多的协作和支持。关于"这些需求最终是否得到了满足"问题的平均值为 7.22 分，说明大部分人认为这些需求得到了满足，但仍有部分人认为这些需求没有得到满足。

　　关于在项目实施期间，所在机构对于质量改进活动是否提供额外经费支持的问题，有效填写人次为 2，机构对于质量活动的经费支持在 0~10 万元之间。可以看出，在项目实施期间部分机构对于质量改进活动确实提供了一定的经费支持，但金额较少，并且知晓的人数很少（可能只有管理层少数人知晓）。

QMS 活动实施过程包括文件和记录、管理评审、组织机构和人员、客户管理和服务、设备、内部评审、采购和库存、过程控制以及内部和外部质量评估、信息管理、纠正措施、问题/事件处理和流程改进、设施和安全 12 个质量体系要素。问卷调查中就不同要素实施难易程度进行打分,平均值为 6.87 分,说明 QMS 活动实施过程中的 12 个质量体系要素整体实施难度在中等偏上水平。其中,组织机构和人员要素的得分最低,平均值为 6.13 分,是体系要素中较易实施的部分;文件和记录、纠正措施和问题/事件处理和流程改进三个要素得分均超过 7 分,表明在这些方面的工作难度相对较大,管理评审得分最高,平均值为 7.77 分。

SLMTA 的终极目标是改善实验室工作质量和改善实验室的组织和管理,以达到通过或接近国际标准的认可水平。那么,现在 SLMTA 项目已经结束,项目所在实验室也完成了终末评估。参与问卷调查人员对于所在实验室是否还将继续开展质量改进活动的平均得分为 7.46 分,说明大部分人员对于实验室持续开展质量改进活动呈支持态度,这部分人也相信质量改进活动的持续进行是保持和完善实验室 QMS 的关键。

扩展项目后,我们对 12 个质量体系要素实施"持续改进"的难易程度也进行了问卷调查,结果显示(表 3-9):"文件和记录""内部评审"和"采购库存"位列被认为是最容易开展"持续改进"的前三位,而"过程控制以及内部和外部质量评估""客户管理和服务"以及"管理评审"则被认为是最为难以推行"持续改进"的三要素。该调查结果基本与 SLMTA 试点项目中个体访谈时所获得的信息相近:前者以实验室自行操作并完成为主要特征,实验室有自主权、实验室内部对实验室质量体系认知容易达成共识,并容易协调一致,因此相对而言开展"持续改进"较为容易;但后者中的"客户管理和服务"以及"管理评审",则需要实验室之外的其他职能部门以及各级管理层的参与和协作,而且这些工作需要实验室牵头组织和协调,如只是一时的或在短期内获得实验室之外的力量配合还是可行的,但要做到长期或持续的配合,则不仅对实验室管理者提出了更多的挑战,也对机构管理策略及方针、政策的支持提出了更高的要求。实现实验室质量管理体系的不断改进与完善,仅依靠实验室一己之力是不可能完成的,实验室的持续改进还需要机构的质量管理体系、大环境的支撑。至于"过程控制以及内部和外部质量评估"也被认为是最难以开展持续改进的原因,可能与实验室不同检测项目的质控程序会增加时间和人力成本有关。该调查结果对我们规划质量管理持续改进工作的重点,具有很重要的参考价值。

表 3-9　对 12 个质量体系要素开展持续改进的难易程度问卷调查结果

要素	文件和记录	管理评审	组织机构和人员	客户管理和服务	设备	内部评审	采购和库存	过程控制以及内部和外部质量评估	信息管理	纠正措施	问题/事件处理和流程改进	设施安全
容易继续	37 (84%)	20 (45%)	27 (61%)	16 (36%)	24 (55%)	32 (73%)	30 (68%)	23 (52%)	23 (52%)	24 (55%)	18 (41%)	23 (52%)
难以继续	4 (9%)	17 (39%)	8 (18%)	17 (39%)	13 (30%)	6 (14%)	10 (23%)	19 (43%)	11 (25%)	13 (30%)	13 (30%)	6 (14%)
未响应此问题	3 (7%)	7 (16%)	9 (20%)	11 (25%)	7 (16%)	6 (14%)	4 (9%)	2 (5%)	10 (23%)	7 (16%)	13 (30%)	15 (34%)

　　SLMTA 项目在培训过程中介绍了多种质量管理工具,调查问卷应答者中在其所在实验室实施项目活动时,使用最多的质量工具包括 PDCA、流程图、根本原因分析鱼骨图、平衡记分卡及工作日历。这些质量管理工具切实帮助实验室员工提高了工作效率,优化了工作流程。

　　对于 SLMTA 项目的实施,问卷应答者提出了一些看法和认识。首先,对于 SLMTA 项目设计和实施流程,大部分问卷应答人表示项目设计完善,帮助实验室在复杂的质量管理体系中找到了改进的方向;另一方面是 SLMTA 项目让项目参与人员意识到管理不仅是领导人的事,实验室每个人都是质量管理体系的一部分,每个人都应该学习并参与到质量管理体系的建设中来——从前是一个人或几个人在从事实验室质量管理工作,现在发动了全员参与,做事效率得到了提高。再有,项目人员通过现场培训学到各类实验室质量管理工具的使用方法,为实验室不断完善提供了多种途径,参与者都从中获得了不同程度的启发和提升,为项目实验室带来积极正面影响。与此同时,问卷应答人员也提出了一些项目实施中的不足和期望,表示对条款的理解存在个人差异,文字的中英翻译不准确也会导致对清单的理解不清晰等,并希望可以完善相关培训和评估文件,同时增加培训机会。此外,多数人员表示,质量管理是一项系统工程,需要循序渐进,逐步提升。

第四章

中国 SLMTA 项目经验与收获

美国疾病预防控制中心与中国疾病预防控制中心合作的"中美结核病实验室质量管理强化项目"试点项目和扩展项目,自 2018 年 3 月启动至 2021 年 9 月,已按计划顺利完成全部活动内容,项目执行单位和试点单位在项目实施过程中取得了显著的成果,同时也积累了相关的经验和教训。

一、SLMTA 项目培训与管理整体评价

1. 关于培训师培训评价　课程内容全面,强调理论与实践的结合;互动培训形式新颖,学员参与度高;实例教学效果好,印象深刻;接受培训后,学员的质量管理理念、能力以及信心得到很大提高。但因学员水平参差不齐,建议教学课时考虑由 2 周延长至 3 周。

2. 关于 SLMTA 项目评价　通过参与 SLMTA 项目,实验室质量管理体系认知有了很大提高,实验室操作行为也发生了改变;SLMTA 项目对实验室及员工的工作热情和积极性也有很好的推动作用,促进了团队能力建设;通过 TB-SLIPTA 核查发现问题,然后有针对性地制订改进计划进行改善,使实验室质量管理体系建设逐步进入正确的发展轨道。接受访谈人员一致对目前的项目成果给予肯定,并期望保持持续改进的态势。

3. 关于项目管理评价　实验室之外,科室协作、实验室空间布局或改造与试点单位领导的重视密不可分;实验室质量管理不能只靠个人,全员参与意义重大;实验室领导如何动员提高员工积极性,严格遵循并持续改进建立起来的质量管理体系至关重要。

二、项目执行过程中的经验与教训

项目正式启动前,执行单位组织召开 TB-SLIPTA 评审员培训班,其主要目的是组建一支评审员团队,力求团队成员在未来的项目评审过程中,应用 TB-SLIPTA 核查清单以统一的标准对试点单位实验室质量管理体系进行核查,保证项目实施过程核查结果的连续性和可比性,更为客观、全面地反映 SLMTA 项目在试点实验室的实施效果。

　　总体而言,所有评审员以科学严谨和实事求是的态度,按照 SLMTA 项目要求成功地完成了评审以及评审过程中的技术指导任务,但仍然发现了一些不足,主要表现在以下两个方面:①对同一实验室的多次评审结果出现交叉或前后矛盾的现象。针对这一现象,我们分析其可能的原因是在同一现场更换评审员引起的评审意见差异,也可能是由于评审员对核查清单的理解差异,或者是所掌握的评审尺度差异。②在评审过程中,评审员经常会提出一些涉及定义、范围和概念理解的问题,现场与美方专家探讨或在评审员之间展开讨论,虽然这一过程对于帮助评审员统一和加深对 TB-SLIPTA 核查清单的理解非常有帮助,但也提示我们,对评审员的持续强化培训也是十分必要的。

　　SLMTA 项目已在全球 50 多个国家开展和推广,目前尚无任何版本的 SLIPTA 核查清单用户指南,而用户指南将是减少评审员操作偏倚的重要质量控制手段。在英文版的中文翻译过程中,除了由于翻译人员和校对人员对核查清单的专业性理解不足引入偏差外,一些中文词汇难以准确表达英文词汇含义也会引入偏差或歧义,所以,评审员在实际应用中被存在翻译缺陷的核查清单译本误导也是有可能的。因此,我们认为有必要建议 TB-SLIPTA 核查清单制定者开发核查清单使用说明或用户指南,这不仅将有助于提高中文乃至其他语言 TB-SLIPTA 核查清单译本的准确度,还将有利于 TB-SLIPTA 核查清单的进一步完善,更将有益于 SLMTA 项目在全球的标准化。

　　在 SLMTA 项目实施过程中,我们还发现评审员从基线评审到中期评审,再到终末评审,所给出的评审意见以及对现场工作人员的指导意见的详细程度也发生了明显改变,即由开始的宽泛、粗线条甚至难以捕捉确切含义变得更为具体、明确和更具有指导意义。这种变化可能有多重原因,可能是由于随着 SLMTA 项目的不断推进,试点实验室存在的问题逐渐由大块的缺陷变为细小的不足,也可能是由于 SLMTA 项目本身强调流程、规范和精益求精的理念有关,评审员在多次评审中得到了"培训和再培训",对实验室质量管理体系持续改进理念的理解和现场督导能力都得到了不断提升,甚至工作习惯也发生了改变。

　　项目锻炼和培养出的实验室质量管理评审员团队,是我国 SLMTA 项目的重要成果之一。这支团队无疑将是我们今后开展实验室质量管理体系建设项目的核心力量。我们应重视评审员团队的维护与发展工作,他们在未来也会在逐步建立完善我国各级结核病实验室质量管理体系中发挥越来越重要的作用。

　　与此同时,在 SLMTA 项目实施过程中,通过教与学的活动,项目执行单位还锻炼和培养出了一支实验室质量管理培训师队伍,这支队伍中的部分成员承担了项目中期的 SLMTA 现场培训班的授课工作,成员们根据项目进展中所发现的具体问题和需求,应用培训师培训班中所学的教学纲领和技能,对项目单位人员进行培训;还有一部分成员负责所在项目单位实施过程中的日常督导工作。这支队伍中,有资深的 CNAS 医学实验室评审员和已获得 ISO 15189 认证的实验室主任,更有一批年轻的实验室专家和管理者,后者在前者传帮带的基础上,通过 SLMTA 项目过程中的培训、评审以及现场督导,使自己的知识储备得到增长,授课技能得到历练。SLMTA 项目使得国家结核病参比实验室对未来实施实验室质量管理培训的师资力量得到有效的补充和壮大,这也是项目获得的另一重要成果。

SLMTA 项目要求各项目参与单位选派实验室相关人员参加培训师培训,目的是希望这些培训师在回到各自单位后,能够承担项目过程中的内部培训和日常监督工作,但我们在项目试点单位选派的人员中,发现有刚从学校毕业并对自己所在实验室根本不了解的学员,也有对开展 SLMTA 项目缺乏兴趣和热情的学员,还有接受完培训后就很快离职的学员。如此,不仅会造成有限资源的极大浪费,而且试点单位培训师的消极态度也会对本单位的其他人员产生负面影响。我们在 SLMTA 扩展项目中对这一点给予高度重视,取得了很好的效果。因此,我们建议在今后质量管理培训师人员选派上,必须满足以下基本条件:第一,保证工作的相对稳定性或连续性;第二,对实验室质量管理工作抱有热情;第三,具备一定的实验室管理或工作经验,并且有通过培训基本可以胜任培训和监督工作的能力。此外,我们还发现,SLMTA 单位领导对 SLMTA 项目的热情以及给予项目培训师的有力支持,也是培训师充分发挥主观能动性,带领科室人员组织实施质量管理建设工作的重要前提条件。

三、SLMTA 项目实施单位的收获与启发

通过 SLMTA 项目设计的每一步实施过程,包括项目组织的培训班、现场评审、经验交流以及开展项目单位互访和参加项目之外的内审员培训等,参与 SLMTA 项目的各实验室工作人员学习和掌握了各种实验室质量管理方法和工具,对于实验室质量管理理念和认识有了很大提高,甚至使个人工作模式和操作行为也发生了改变,这对实验室管理规范的实施以及服务质量的提升产生了巨大的推动力量。参加 SLMTA 项目的工作人员从项目初期的不知所措,到后来能够通过自查发现问题,再到进一步能够根据所存在的问题提出相应的解决方案,甚至后期对实验室质量管理体系文件的起草和修订工作的参与度也都明显增加,充分证实了他们的实验室质量管理能力发生了质的飞跃。通过不懈地努力,各项目实验室的质量管理体系在原有的基础上得到逐步改进和提高,包括试点项目和扩展项目在内的六家实验室均由基线时期的 0 星分别达到终末评审的 3 星、4 星甚至 5 星,成功达到预期目标,项目取得了令人鼓舞的成绩。

　　SLMTA 项目所选择的结核病实验室分属于不同省份的省市级和地级结核病定点医院,各家实验室在硬件设施条件、工作环境、工作量以及工作人员的能力上都存在一定的差距。但是,通过对 SLMTA 项目所收集的评审数据进行分析后,我们发现各项目单位实验室之间的质量管理体系存在着很多相似或相同的问题。因此,我们推测这些问题很可能也是当前大多数结核病实验室质量管理体系的共同问题,其主要表现在以下几个方面:实验室质量手册、程序文件和记录存在一定缺陷;未系统开展内部评审和管理评审(甚至不知道如何开展);缺乏确定不符合项以及纠正和预防措施的过程和记录,这些要素都是实验室质量管理体系运转并达到持续改进的必要条件。我们同时还发现,即使实验室具备了部分质量手册和程序文件,但这些文件在实际操作过程中并未得到有效的利用,这些文件多具有不受控、不规范、陈述宽泛、不具体或可操作性差等特点。缺乏规范的质量手册和程序文件,就相当于缺乏明确的质量标准或要求,实验室的管理和操作也就失去了依据和方向。我们在 SLMTA 项目中,应用 TB-SLIPTA 核查清单逐条检查质量手册和程序文件的质量,指出缺陷或不足并加以修正和补充,然后在改进后的文件指引下执行或规范相关操作;这一过程循环往复,以达到持续改进的目的。这样不断循环的过程在持续改善实验室质量管理体系上取得了很好的效果。

　　SLMTA 项目使项目工作人员深刻认识到实验室全员动员参与的重要性。实验室质量管理体系的建立和运转,不应只是实验室领导或质量主管的事情,它涵盖实验室的所有方面,涉及实验室所有人员参与的所有活动。SLMTA 项目不能只靠几个人制定文件、标准,然后让其他人员照着去做,这样的质量管理体系是刻板的,是不会得到有效运行的。只有实验室全员动员并参与到文件的撰写和修订中,参与到每一项纠正措施的讨论、计划和实施中,让每一个员工都学会应用 TB-SLIPTA 核查清单和各种质量管理工具和方法,才能使他们每一个人对质量管理体系有所认识和体会,使他们逐渐建立起持续改进的理念,使这样的理念从无到有,并逐步发展到从有到精,直至深入人心,最终才能在实验室形成追求高质量和高责任心的氛围,甚至促成员工职业习惯养成或行为改变。如此,才有可能真正实现实验室质量管理体系的良性运转和不断完善的目标。

　　此外,有关实验室质量管理体系的理念及技能,应该纳入实验室工作人员的职业继续教育课程,从新员工入职开始就要进行相关的理念教育和培养;对在职员工应开展相关的培训及再培训,不断加强其质量管理持续完善的意识和观念,以满足提升实验室服务质量的需求。

　　在 SLMTA 项目执行过程中发现,实验室存在通风系统不符合要求、布局不合理、缺乏实验室信息管理系统,以及设备和试剂采购脱离实验室管理等问题。

这些问题大部分都需要实验室所属机构额外投入资金支持才能完成，或有些问题需要机构领导进行协调，实验室与其他科室密切配合才可以解决。在 SLMTA 项目期间，虽然机构领导给予了倾斜性的支持，妥善解决或部分解决了上述问题，但也提示我们在今后开展更大范围的结核病实验室质量管理体系改进项目时，除实验室自身的不懈努力外，动员领导和整个机构共同协作，以获得实验室之外的大环境和大政策的支持与配合，也是非常重要的决定性因素。

四、SLMTA 项目提升了项目实施单位对新冠病毒感染疫情的防控能力

2020 年 5 月，国家结核病参比实验室在实施了 SLMTA 项目的医疗机构中，组织进行了"关于 SLMTA 项目是否对新冠病毒感染疫情处置工作中的应对能力产生积极影响"的相关调查。以下是来自项目单位的主要反馈信息。

(一)郑州市第六人民医院

新冠病毒感染疫情发生后，郑州市第六人民医院(又称河南省传染病医院)被河南省疫情防控指挥部指定为河南省、郑州市两级定点医疗单位。通过 2018 年—2019 年参加 SLMTA 项目的历程，郑州市第六人民医院检验科的质量管理水平有了较大提升。在此次新型冠状病毒感染的疫情发生时，很多处置工作安排均得益于 SLMTA 项目实施以来建立起来的管理体系。

首先，在人员调配方面，通过执行 SLMTA 项目建立的人员管理程序，科室定期组织对全体人员进行培训和评估，在疫情来临时，管理层能及时组织和调配专业的、有资质的人员梯队进行样本检测。通过定期的安全技能培训考核，所有工作人员均能正确佩戴和使用个人防护装备和安全设备，避免了职业暴露的发生。

其次，在资源配置方面，通过对 SLMTA 项目库存采购内容的学习和应用，科室规定每月制定采购计划时考虑到缓冲库存量，在疫情发生后国家及地方政府的限制交通等管控策略导致部分采购订单不能按时送达的情况下，确保了检测试剂和耗材库存量能满足疫情期间必要的检测需求。

再次，在生物安全管理方面，通过 SLMTA 项目实施，科室建立了实验室安全管理体系及流程。疫情发生后，在未明确病原体毒力强弱的前提下，为保证本实验室的质量与安全，根据国家卫健委下发的《新型冠状病毒感染的肺炎诊疗方案》，科室按照"新冠"的传播途径对标本采集、运输、签收、检测及废弃物处理等方面进行了风险评估，增购了全自动检验仪器、生物安全柜、生物安全离心机等设备，确保实验室具备开展新冠检测的能力；同时，根据 SLMTA 项目的管理工具"流程图"，针对新冠(疑似)患者标本制定专门的实验室检测感染防控流程，严格按照生物二级实验室三级防护操作实施，规范标本处理的各个环节，确保检验结果准确及时的同时,降低气溶胶产生对实验室环境及工作人员带来的危害。

最后,由于疫情防控的特殊要求,科室无法及时到隔离病区内指导医护采样、标本留取和存放等问题,过程控制问题尤显突出,科室通过建立微信群、移动对讲机和电子通信等方式 24 小时对隔离病区内进行技术支持,对有疑问的检验结果主动与临床联系,给出意见和建议。是 SLMTA 理念给了我们提示,过程控制受限的情况下通过对高度限制区域采取实验室应急计划,科室间和科室内部建立有效沟通,以确保整个质量体系的完整性和有效性。

(二) 黑龙江省传染病防治院

SLMTA 项目对黑龙江省传染病防治院在新冠病毒感染疫情处置中起到了积极影响。

首先,根据能力评估的情况,机构选择合适的工作人员,制订轮值表,规定工作时间和隔离时间,填写在管理日历中,帮助进行人员管理。

其次,进入实验室前编写检测流程,进入实验室后根据实际情况,细化流程,制定纸质版标准化文件,使检验流程明确易懂,减少传话造成的误差,避免各环节错误的发生,提高了检测质量。

最后,确保检测所需的适当物理工作环境。在疫情发生初期确定的实验室空间较小,不符合 PCR 检测的分区要求,经过讨论沟通,更换了较大的实验区域,满足 PCR 实验室的环境要求和生物安全的要求。

(三) 保山市人民医院

实验室必须制定切实有效的质量管理体系,在疫情发生时才能有效应对;其次,通过实验室检验流程的优化和改进,才能降低感染的风险;最后,加强实验室风险评估,防患于未然。

疫情期间,在工作上工作模式相对于以往有很多不同,检验工作虽然不直接接触患者,但却直接接触患者和疑似患者标本,存在较大的感染风险。SLMTA 项目突出的作用是应对疫情时的统一指挥,全员参与;在第一时间启动紧急预案,加强防护,没有出现医护人员感染事件。

疫情发生后,检验科主动利用流程图分析,对可能存在感染的每一个细节进行梳理讨论,制定了检验科标本处置方案,进一步规范了检验流程。例如:进入医院的所有人员进行红外体温检测;出入医院扫描"云南抗疫"二维码记录轨迹;制定检验科新冠病毒感染患者标本装箱、转运、交接和接收流程;全员学习"新冠防治方案";升级配备 A2 级生物安全柜;发热门诊专人接诊检查;检测结束的标本立即通知科室专职消毒人员按医疗废物处理,并严格做好记录。

在疫情期间,保山市人民医院作为市定点医疗机构,专门收治确诊和疑似患者,但并未影响到结核病患者的治疗。实验室结合 SLMTA 项目的 PDCA 模式,改变了以往的就诊流程,进出感染性疾病科的人员进行体温检测,必须戴口罩,门口提供结核门诊电话,安排专门医生值班,有随访患者来就诊拨打结核门诊电话,医生到门口接诊患者,帮其挂号开单复查,结合检查结果开抗结核药;而新增疑似结核病例由医院感染性疾病门诊检查,需要住院治疗的患者由医院呼吸与危重症医学科按结核病患者治疗方案处理,以保证结核病患者的治疗。

(四)南京市第二医院汤山院区

疫情期间,实验室根据工作内容制定活动日历、轮值表,根据轮值表确定每日所需的防护物资并汇总每周物资需求量,定期请领,做到人员得到适当的防护而又不浪费防护物资。根据不同的工作内容分时分区,划分隔离区和非隔离区,安排不同的人员(隔离或非隔离)开展工作。对负压实验室既要开展结核常规检测又要处理新冠病毒感染患者的痰、尿、粪标本,实行分时段工作,上午做结核,下午处理标本,中午、晚上对实验室消毒。

利用 PDCA 改进工具对实验室的工作安排、防护等级、人员配置、工作流程进行改进,以适应不同时段不同任务要求的需要。

(五)成都市公共卫生临床医疗中心

SLMTA 项目中的流程图和 PDCA 等管理工具,对疫情期间的工作产生较大影响和帮助。在疫情发生初期,存在少量样本周转时间延长。应用流程图的绘制和 PDCA 查找原因,我们发现:标本条码上的采集时间不是真实的标本采集时间,病房采集标本时间不明确,运送及通信不畅,造成交接不完全,标本不能及时送达检验科;检验科由于呼吸道标本的高风险性,标本送达科室没有及时扫条码接收,导致检验者无法查阅所有已经采集的标本是否都已检测。经过与临床沟通,制定了改进措施:与信息科沟通联系,升级增加采集时间节点,由护士执行;运送队培训专门的应急运送队员进行标本转运,配置无线通信设备,建立与病房的联系,病房在运送之前电话联系检验科,提示准备标本接收;检验科派专人在指定地点与运送队进行标本交接,收到标本后,及时扫描接收,并打印接收记录;检测者在检测之前进行信息核对核收。经过流程改进运行后,各执行节点运行正常,标本送检不及时造成结果报告滞后的问题得到了有效的改善。

在疫情处置工作中,应用在 SLMTA 项目中所学技能,不仅能通过查找、改进和解决实验室的质量等问题全面提升实验室质量管理体系水平;还促进了组织内部的沟通交流,提高团队的协作和凝聚力,使工作更高效。

第五章

对今后结核病实验室质量管理体系建设的建议

结核病实验室检验是发现传染源的最主要的手段,是确诊结核病、选择治疗方案和考核疗效的主要依据,为确保结核病实验室更好地为临床患者提供诊疗服务,中国疾病预防控制中心将进一步完善全国结核病实验室服务网络,加强各级结核病实验室的能力建设,规范实验室检测流程和质量标准。疾控机构和定点医院的结核病实验室将各司其职,其中,定点医院结核病实验室主要协助临床医生为患者提供诊断服务,疾控机构的结核病实验室将协助定点医院结核病实验室加强其质量保证工作,定期开展室间质量评价,及时指导失控实验室实施纠正措施和改进计划;同时疾控机构应具备指导定点医院结核病实验室逐步建立质量管理体系的能力,提高定点医院实验室服务质量,确保实验结果始终真实可靠,通过全面质量管理体系的建立和持续改进,逐步达到国际认可的水准。

SLMTA 项目结合 TB-SLIPTA 核查清单的应用,成功地为每个项目单位实验室打下了一个使实验室质量管理体系进入良性循环发展的基础,并正确引导这些实验室向着 ISO 15189 认可方向迈进,这对于我国结核病实验室网络中的其他实验室具有十分重要的借鉴和示范意义。参照 TB-SLIPTA 核查清单,国家结核病参比实验室将制定适合我国国情的结核病实验室质量管理体系核查清单及配套的用户使用指南,该核查清单可用于实验室进行自查,发现质量管理体系存在的问题后及时采取整改措施。同时,国家结核病参比实验室将牵头在中国建立结核病实验室星级评定系统,使用该核查清单对申请参与评定单位进行综合评价;通过定期组织召开实验室质量管理强化培训班,对参与星级评定单位的实验室工作人员进行系统培训,推动整个实验室质量管理体系逐步建立和不断改善。SLMTA 项目实施的经验提示我们在后续全面推广实验室质量管理体系建立与改进的应用中需要重视以下几个方面。

1. 领导重视和实验室全体人员深刻认识实验室质量管理体系的重要性,是成功实施实验室质量管理体系改进项目的关键和内在动力。

2. 实验室全员参与,共同遵循并执行质量管理体系文件中的相关要求,是成功实施质量管理提升项目的核心环节。

3. 互动参与式的培训方式可以大大提高培训效果,实验室全体人员统一培训是准确理解和掌握质量管理体系文件相关要求的必要手段。

4. 充足的经费和技术支持、项目的精心筹备和有效实施以及基线、中期和终末评估的推动是项目成功实施的有力保证。

5. 阶段性评估与工作效果不断递进的正向激励是项目实施中持续改进的动力和外在力量。

6. 外部专家技术支持在项目执行过程中发挥着重要作用,是质量管理不断深化和提升的保证。

7. 质量管理体系核查清单是一个发现问题并促进实验室质量持续改进的有效工具。

8. 各种质量管理工具和方法在实际工作中的灵活运用是强化质量管理提升的有效手段。

9. 单位间的学习交流、实地观摩和相互借鉴可以加深参与者对实验室质量管理体系的理解并促进管理体系在执行过程中的不断改进。

10. 项目督导和检查是质量管理能力提升项目成功实施的有力保证。

附录一　结核病实验室质量管理体系核查清单（TB-SLIPTA）

本核查清单由全球创新诊断基金会（Foundation for Innovative New Diagnostics, FIND）组织专家基于"实验室质量逐步改进以达到认可标准"（SLIPTA）核查清单第 2:2015 版进行编写，并纳入美国临床实验室标准化研究所指南（CLSI）中的部分内容。SLIPTA 核查清单是一套综合的解决方案，旨在通过比照 ISO 15189 标准评定实验室绩效等级对国家级卫生实验室服务质量进行评估。全球实验室倡议（GLI）核查清单（1.0 版）更侧重于结核病实验室检测的技术层面。该核查清单涵盖不同的实施阶段，有助于评估结核病实验室检验和数据管理是否符合现行的结核病数据管理和实验室检测指南。

结核病实验室质量管理体系核查清单（TB-SLIPTA）规定了质量和能力要求，旨在发展和完善结核病实验室服务，确保实验室质量达到国家标准。本核查清单范围涵盖 ISO 15189:2012(E)，同时也参照了 CLSI 指南 GP26-A4（质量管理体系：实验室服务模式；已批准的指南-第 4 版）中的相关内容。

本核查清单根据对结核病实验室操作程序、实践和绩效的现场评审，使用 5 星级分级方法进行评定。核查清单的得分对应于实验室的星级，如附表 1-1 所示。

附表 1-1　5 星级分级方法评定

0 星	1 星	2 星	3 星	4 星	5 星
（0~150 分）	（151~177 分）	（178~205 分）	（206~232 分）	（233~260 分）	（261~275 分）
<55%	55%~64%	65%~74%	75%~84%	85%~94%	≥95%

对于任何一个适用标准,未能取得及格分数的实验室必须:①确定需要改进的方面;②制订和实施工作计划;③监督实验室改进进度;④必要时进行现场复检;⑤持续改进以取得认可。

本核查清单规定的实验室评审由四部分构成:实验室基本情况(附表 1-2);评审核查清单——评价实验室操作程序、实践和绩效(附表 1-3,附表 1-5);评审结果汇总——TB-SLIPTA 评审结果总结和行动计划(附表 1-4);评分。

第一部分:实验室基本情况

附表 1-2　实验室基本情况评审表

之前的评审状态	评审日期			上次评审日期			
	未经评审	0 星	1 星	2 星	3 星	4 星	5 星
评审员的姓名和工作单位							
实验室名称				实验室编号(实施年份+省份编码+序号)			
实验室地址							
实验室电话		传真			邮箱		
实验室主任				电话(实验室主任)		个人电话	
						工作电话	

实验室层级(单选)				实验室类型/实验室所属单位(单选)			
□国家	□省	□地市	□县区	□公立医院	□私立医院	□疾控系统	
		□其他,请指明:		□研究院、所	□第三方检测机构	□其他,请指明:	

实验室人员配置情况

专业/职称	员工人数	全职人数	对于实验室运作而言是否充足?		
高级职称			是	否	缺少数据
中级职称			是	否	缺少数据
初级职称			是	否	缺少数据
其他实验室人员			是	否	缺少数据

（续表）

专业/职称	员工人数	全职人数	对于实验室运作而言是否充足？		
具备临床基因扩增检测资质人员			是	否	缺少数据
数据管理员			是	否	缺少数据
抽血护士			是	否	缺少数据
保洁人员			是	否	缺少数据
消毒人员			是	否	缺少数据

消毒人员是否专门为该实验室工作？ 　是　　否	消毒人员是否接受了安全废物处理方面的培训？ 　　　　是　　否

标本运送人员			是	否	缺少数据

标本运送人员是否专门为该实验室工作？ 　是　　否	标本运送人员是否接受了生物安全方面的培训？ 　　　　是　　否

其他			是	否	缺少数据

如果实验室有 IT 专家、会计师或非实验室培训的管理人员，则应在下页的组织结构描述中加以注明。

实验室是否有充足的空间、设备、试剂、耗材、人员和基础设施等来正确和及时地执行每项检测并保持质量管理体系？如果没有，请在核查清单末尾的总结和建议部分详细说明。	是	否
充足的空间		
设备		
试剂		
耗材		
人员		
基础设施		
其他，请指明：		

第二部分：评审核查清单

实验室评估可以有效地帮助：①确定实验室是否提供准确可靠的结果；②确定实验室是否管理得当并符合良好实验室规范；③确定有待改进的领域。

评估员使用以下方法完成评估，以评估每个核查清单项目所涉及的实验室操作，并详细记录评估结果。

（1）查阅实验室记录，用以验证实验室质量手册、质量方针、人员档案、设备维护、评审跟踪、事件报告、日常日志、标准操作程序（SOP）和其他手册（例如安全手册）是否完整、准确并及时更新，且每年接受审查。

（2）观察实验室运作情况以确保：①实验室检验遵循实验室检验分析前、分析中和分析后阶段的质量方针和程序；②实验室检验程序适合所开展的检测；③发现的缺陷和不符合项在规定的时间内得到充分调查和解决。

（3）跟踪考察实验室的标本流程，包括登记、准备、分装、分析、结果验证、报告、打印、实验后处理和储存样品，以确定实验室系统和运作的绩效。

（4）确认每个结果或批次都可以追溯到相应的内部质量控制（internal qualigy control, IQC）活动，并且通过了内部质量控制。确认所有内部质量控制结果都进行了记录。

（5）确认能力验证结果，根据需要对结果进行检查并采取相应的纠正措施。

（6）评估配套工作领域的质量和效率（例如抽血、数据登记和接收、通信、司机、清洁工、IT 等）。

附表 1-3　评审评分表

章节	分数占比	分数	总分
第 1 节：文件和记录			28
第 2 节：管理评审和管理责任			14
第 3 节：组织机构和人员			22
第 4 节：客户管理和客户服务			10
第 5 节：设备			35
第 6 节：评价和评审			15
第 7 节：采购和库存			24
第 8 节：过程控制			32
第 9 节：信息管理			21
第 10 节：确定不符合及纠正和预防措施			19
第 11 节：问题处理和流程改进			12
第 12 节：设施和生物安全			43
总分			275

第三部分:评审结果汇总

每次评估后,必须尽快制定所有评审结果的汇总报告,以便实验室能够开始制订行动计划和纠正措施。汇总报告需遵循以下模板(附表 1-4)。

注意:标记为"否"或"部分符合"的所有条目都必须记录在汇总报告的"不符合"列中,以确保它们包含在实验室的行动计划中并有相应的纠正措施。

附表 1-4 TB-SLIPTA 核查清单总结表

实验室名称:＿＿＿＿＿＿＿＿＿＿＿＿
评估日期:＿＿＿＿＿＿＿＿＿＿＿＿
评审员:＿＿＿＿＿＿＿＿＿＿＿＿

序号	清单编号	不符合	建议	ISO 15189 条款引用	不符合程度 [重度(major) / 轻度(minor)]
		观察到了什么?尽可能清楚和具体地说明	实验室如何根据标准要求纠正不符合项	引用标准条款以及要求的总结	

第四部分:评分

本核查清单(附表 1-5)包含 110 个问题,总分为 275 分。必须按如下规则给附表 1-5 中的每个问题打分。

0:如果"要求"100% 未满足,评定为"否"。

1:如果"要求"部分得到满足(部分满足是指在一定程度上满足,不论程度有多大),评定为"部分符合"。

2:如果问题总分为 2 并且"要求"得到 100% 满足,评定为"是"。

3:如果问题总分为 3 并且"要求"得到 100% 满足,评定为"是"。

5:如果问题总分为 5 并且"要求"得到 100% 满足,评定为"是"。

注 1:个别问题有"勾选列表",即一个主问题分成若干子问题。子问题用于协助评审员回答主问题。对主问题的评分方法如下。①是:如果所有子问题的答案都为"是";②部分符合:如果至少一个子问题的答案为"否"但并非所有子问题答案都为"否";③否:如果所有子问题的答案都为"否"。

如果主问题答案为"否"或"部分符合",必须在"备注"栏里给出解释说明。"备注"可供实验室参考。为明确答案,在每个问题下的灰色框中分别引用了 ISO 15189 相应条款内容。

注 2:因有些"要求"并不适用于所有实验室,所以有些实验室的部分问题的答案是"不适用"(NA)。如果有"不适用"项,则应在附表 1-3 评审评分表的总分中扣除"不适用"项相对应的分数。

附表 1-5 核查清单

为每个问题选择相应的选项:"不适用"(NA)、"是"(Y)、"部分符合"(P)或"否"(N)。只有所有子问题都满足时,主问题才可以是"是"。仅当问题的所有内容均符合时,才可选择"是"。如果选择了"部分符合"或"否",请提供解释说明。

第 1 节:文件和记录

要求	Y	P	N	备注	分数
1.1 法律实体 实验室是否有表明其合法身份的文件?	Y	P	N		2
ISO 15189:2012 条款 4.1.1.2 实验室或其所在组织应是能为其活动承担法律责任的实体。 注:文件可以是国家法案、企业登记证、许可证号或项目编号。					
1.2 实验室质量手册 是否有最新的实验室质量手册?该手册是否包括质量管理体系方针?手册内容是否已告知全体员工?全体员工是否了解和正确使用该手册?	Y	P	N		5

质量手册包含以下内容:	为每个子问题选择一个选项:"是"(Y)、"部分符合"(P)或"否"(N)		
	Y	P	N
1.2.1 质量方针描述,包括服务内容、服务标准、质量管理体系的可衡量目标、管理层对合规性的承诺。			
1.2.2 满足 ISO 15189:2012 要求的质量管理体系的文件化质量方针(**关于必要的质量方针,参见本核查清单中的问题 1.5**)			
1.2.3 质量管理体系及其文件结构的说明			
1.2.4 引用配套程序(SOP),包括管理程序和技术程序			

（续表）

1.2.5 实验室主任或实验室管理者、质量主管及其他负责确保遵循本手册的关键人员（由实验室具体确定的）的作用和职责描述				
1.2.6 授权人员对质量手册的审查和批准的记录				
1.2.7 实验室人员获得和了解质量手册记录				

ISO 15189:2012 条款 4.1.2.3 和 4.2.2.2 和 4.3
注：必须有质量手册，该手册总结实验室的质量管理体系，其中包括涵盖实验室各方面的服务的质量方针，并界定质量管理体系的总目标和具体目标。质量手册必须包含质量方针，并提及实验室各类服务的流程和程序，并且必须涉及 ISO 15189:2012 的所有条款。

1.3 文件控制 实验室是否有一个系统来控制来自内部和外部的所有文件和信息？	Y	P	N	2

ISO 15189:2012 条款 4.3
注：必须有文件控制程序。必须建立文件控制系统，以确保记录和所有（内部和外部）文件是最新的并且由人员获得、阅读和理解，经授权人员批准，定期得到审查并根据需要得到修订。文件必须有唯一标识，包含标题、页码和发布部门、文件编号、版本、生效日期和作者。
外部文件的示例包括但不限于法规、标准、指南、设备用户手册、产品说明书和使用说明。

1.4 文件和记录——大清单 是否有一个大清单列举了质量管理体系中使用的所有文件？包括文件版本和发布情况。	Y	P	N	2

ISO 15189:2012 条款 4.3
注：应当列入该清单的文件包括手册、程序和流程、工作说明、表格和外部文件。该清单可以采取文件索引、文件目录或文件登记簿的形式。"版本"可以是文件的"修订版本号"。

1.5 实验室质量方针和标准化操作程序 是否有最新版的实验室功能、技术程序和管理程序的质量方针和/或标准化操作程序（SOP）？且由授权人员批准。	Y	P	N	5

ISO 15189:2012 条款 4.3 和 5.5
注：实验室必须确定谁有权批准文件用于其预期用途。审批人不应该是作者，而应该是审阅者。

(续表)

实验室确定的质量方针和/或 SOP 是否涵盖以下内容：	子问题为每个子问题选择一个选项："是"（Y）、"部分符合"（P）或"否"（N）		
1.5.1 伦理执行方针 实验室如何—— 1）尽可能减少任何可能降低实验室能力、公正性和判断力等方面的可信度的活动 2）在相关法律要求下开展工作 3）维护信息的保密性 4）按照相关法规要求处理受试者剩余样品或组织 5）识别和避免潜在的利益冲突和可能影响业务质量和绩效的商业、财务或行政压力	Y	P	N

ISO 15189:2012 条款 4.1.1.3
注：实验室应当以患者的福祉和利益为首要考虑事项，患者应得到公平对待，不得歧视患者。

1.5.2 文件控制 SOP 实验室如何—— 1）所有内部和外部文件控制； 2）生成文件 3）识别 4）审查 5）批准 6）以清单方式识别现行有效版本及其发放情况 7）修订 8）变更识别 9）处理废止 10）保留 11）废止标识 12）安全处置	Y	P	N

ISO 15189:2012 条款 4.3 和 4.13
注：宜考虑对由于版本或时间而发生变化的文件进行控制，例如政策声明、使用说明、流程图、程序、规程、表格、校准表、生物参考区间及其来源、图表、海报、公告、备忘录、软件、画图、计划书、协议和外源性文件如法规、标准和提供检验程序的使用说明等。

(续表)

1.5.3 记录控制 实验室如何—— 1) 识别 2) 收集 3) 索引 4) 获取 5) 存放 6) 维护 7) 修改 8) 安全处置 9) 记录保存时间	Y	P	N

ISO 15189:2012 条款 4.13

注:只要易于获取并可防止非授权的修改,记录的媒介可采用任何形式或类型。从法律责任角度考虑,某些类型的程序(如组织学检验、基因检验、儿科检验等)的记录可能需要比其他记录保存更长时间。某些记录,特别是电子存储的记录,最安全的存放方式可能是用安全媒介和异地储存。记录的类型将包括但不限于质量记录、技术记录、人员记录、检测申请和结果记录。

1.5.4 沟通(内部和外部) 实验室如何—— 1) 确保与实验室员工和用户的有效沟通 2) 处理员工提出的改进建议 3) 与各利益相关方探讨质量管理体系在各个流程中的有效性 4) 记录所有沟通情况 5) 保留和维护所有沟通记录、请求、问询、口头讨论、额外检验申请、会议议程和会议记录	Y	P	N

ISO 15189:2012 条款 4.1.2.6 和 4.14

注:实验室管理层应确保在实验室及其利益方之间建立适宜的沟通程序,并确保就实验室检验前、检验、检验后过程以及质量管理体系的有效性进行沟通。

1.5.5 服务协议 实验室如何—— 1) 订立服务协议 2) 审核服务协议 3) 接待非预期的来访患者(若适用) 4) 向客户和用户通报可能影响服务协议中规定的申请结果的任何变更 5) 向所委托的任何工作的申请人传达信息 6) 保留沟通记录	Y	P	N

（续表）

ISO 15189:2012 条款 4.4.1 和 5.4
注:实验室收到的每份检验申请均应视为协议。客户和用户可包括临床医师、卫生保健机构、第三方付费组织或机构、制药公司和患者。

1.5.6 由受委托实验室和顾问开展的检验 实验室如何—— 1) 选择负责提供意见和解释的受委托实验室及顾问 2) 评估和监督负责提供意见和解释的受委托实验室和顾问的表现 3) 维护经批准的受委托实验室和顾问名单 4) 维护委托样品的记录 5) 跟踪委托样品及其结果 6) 报告受委托实验室的检验结果 7) 包装和运输委托样品 8) 记录受委托实验室和顾问传达的检验结果	NA	Y	P	N

ISO 15189:2012 条款 4.5 和 5.8 和 4.13
注:实验室应制定文件化程序用于选择与评估受委托实验室和对各个学科的复杂检验提供意见和解释的顾问。

1.5.7 外部服务和供应 实验室如何—— 1) 选择外部采购和服务 2) 确定其选择标准,包括验收和拒收标准 3) 批准和维护经批准的供应商名单 4) 确定其采购用品和服务的要求 5) 审查和监督经批准的供应商的绩效 6) 确定评审频率	Y	P	N

ISO 15189:2012 条款 4.6 和 5.3
注:实验室应制定文件化程序用于选择和购买可能影响其服务质量的外部服务、设备、试剂和耗材。

1.5.8 采购和库存管理 实验室如何—— 1) 申请、订购和接收用品 2) 确定购买用品验收/拒收标准 3) 存储购买用品 4) 控制用品库存 5) 监控和处理过期试剂和耗材	Y	P	N

ISO 15189:2012 条款 4.6 和 5.3.2
注:实验室应制定文件化程序用于试剂和耗材的接收、储存、验收和库存管理。

（续表）

1.5.9 咨询服务 实验室如何—— 1）为选择检验提供建议 2）向用户介绍其提供的咨询服务 3）告知检验程序的临床指征和局限性 4）就申请检验的频率提供建议 5）为临床病例提供建议 6）为检验结果解释提供专业判断 7）推动实验室服务的有效利用 8）提供科学和后勤事务咨询 9）就所需样品类型和检测量提供建议	Y	P	N	

ISO 15189:2012 条款 4.7
注：实验室必须有一套系统，用于为其用户提供咨询。

1.5.10 处理投诉和反馈 实验室如何—— 1）处理来自临床医师、患者、实验室员工或其他方的投诉 2）收集、接收和处理来自临床医师、患者、实验室员工或其他方的反馈意见 3）保存所有投诉、调查以及采取措施的记录 4）确定处理投诉和提供反馈的时限 5）监控对投诉和反馈采取的纠正和预防措施的有效性	Y	P	N	

ISO 15189:2012 条款 4.8 和 4.10
注：实验室应制定文件化程序用于处理来自临床医师、患者、实验室员工或其他方的投诉或反馈意见。应保存所有投诉、调查以及采取措施的记录。

1.5.11 不符合的识别和控制 实验室如何—— 1）识别质量管理体系各方面发生的不符合，包括检验分析前、分析中和分析后过程 2）记录不符合（情况怎样、在哪里） 3）指派负责解决不符合的人员 4）确定解决不符合的时限 5）停止检验（由授权人员） 6）确保召回不符合或可能不符合的已发布的检验结果 7）在采取纠正措施后发布结果	Y	P	N	

（续表）

ISO 15189:2012 条款 4.9			
注:不符合的检验或活动可发生在不同方面,可用不同方式识别,包括医师的投诉、内部质量控制指标、设备校准、耗材检查、实验室间比对、员工的意见、报告和证书的核查、实验室管理层评审、内部和外部评审。			

1.5.12 纠正措施 实验室如何—— 1)确定不符合的根本原因 2)评估纠正措施的需求以确保不符合不再发生 3)指派负责采取纠正措施的人员 4)确定并实施所需的纠正措施(包括负责人员和完成期限) 5)记录纠正措施的结果 6)评审采取的纠正措施的有效性	Y	P	N

ISO 15189:2012 条款 4.10			
注:为减轻影响而在发现不符合的当时所采取的措施为"应急"措施。只有消除导致不符合产生的根本原因的措施才视为"纠正措施"。纠正措施应与不符合的影响相适应。			

1.5.13 预防措施 实验室如何—— 1)评审实验室数据和信息以确定潜在不符合存在于何处 2)确定潜在不符合的根本原因 3)评估对预防措施的需求 4)记录预防措施 5)确定并实施所需的预防措施(包括负责人和时限) 6)监督和评审采取的预防措施的有效性	Y	P	N

ISO 15189:2012 条款 4.11			
注:预防措施是事先主动识别改进可能性的过程,而不是对已发现的问题或投诉(即不符合)的反应。除对操作程序进行评审之外,预防措施还可能涉及数据分析,包括趋势和风险分析以及外部质量评估(能力验证)。实验室应确定措施消除潜在不符合的原因以预防其发生。预防措施应与潜在问题的影响相适应。			

1.5.14 持续改进 实验室如何—— 1)确定质量管理体系内的改进活动 2)制订改进计划 3)记录改进计划 4)实施行动计划 5)就改进计划和相关目标与员工进行沟通	Y	P	N

（续表）

ISO 15189:2012 条款 4.1.1.2、4.12、4.14.5 注：必须在检验前、检验和检验后阶段确定改进活动。实验室管理层应确保实验室参加覆盖患者医疗的相关范围及医疗结果的持续改进活动。			
1.5.15 内部评审 实验室如何—— 1) 确定评审时间表 2) 确定规划和进行评审的角色和职责 3) 选择评审员 4) 界定评审类型 5) 界定评审频率 6) 界定内部评审范围 7) 记录评审结果（表格和报告） 8) 确保针对指定时间段内识别的所有不符合项采取纠正措施 9) 完成评审期间发现的不符合项的改进	Y	P	N
ISO 15189:2012 条款 4.14.5 注：正常情况下，宜在一年内完成一次完整的内部评审。每年的内部评审不一定要对质量管理体系的全部要素进行深入评审，实验室可以决定重点评审某一特定活动，同时不能完全忽视其他活动。实验室应按计划定期实施内部评审以确定质量管理体系的所有活动（包括检验前、检验和检验后过程）是否符合本准则要求以及实验室规定要求，并且已实施，有效，得到保持。			
1.5.16 风险管理 实验室如何评估工作过程和可能存在的问题对检验结果的影响？（参见本核查清单中的问题6.3）	Y	P	N
ISO 15189:2012 条款 4.14.6 注：必须妥善处理检验前、检验和检验后过程中的风险。当检验结果影响患者安全时，实验室应评估工作过程和可能存在的问题对检验结果的影响，应修改过程以降低或消除识别出的风险，并将做出的决定和所采取的措施文件化。			
1.5.17 管理评审 实验室如何—— 1) 确定管理评审的频率 2) 确定评审事项（输入） 3) 确定主要与会者 4) 记录决议和准备采取的行动（输出） 5) 指定一个负责人和行动期限 6) 向包括实验室员工在内的有关人员传达决策和要采取的行动 7) 确保所有行动在规定的时限内完成（关于会议议程，参见本核查清单中的问题2.2）	Y	P	N

（续表）

ISO 15189:2012 条款 4.15 注:实验室管理层应定期评审质量管理体系,以确保其持续的适宜性、充分性和有效性以及对患者医疗的支持。			
1.5.18 人员管理 实验室如何—— 1)确定组织结构 2)进行人员管理(人事方针) 3)维护人事记录(关于必要的人事记录,参见本核查清单中的问题 3.5)	Y	P	N
ISO 15189:2012 条款 5.1.1、5.1.9、4.13 注:实验室应制定文件化程序,对人员进行管理并保持所有人员记录,以证明满足要求。			
1.5.19 人员培训 实验室如何—— 1)开展新员工入职培训 2)进行初级和强化培训 3)提供继续教育计划 4)确定与职称和职责相应的必要培训 5)进行培训记录的维护 6)评估培训的有效性	Y	P	N
ISO 15189:2012 条款 4.1.1.4 和 5.1.5 注:培训包括外部培训和内部培训。必须定期审查培训计划的有效性。			
1.5.20 能力评估 实验室如何—— 1)评估人员执行指定管理或技术任务的能力 2)评估人员成长力 3)建立能力评估标准 4)向被评估人员提供反馈意见 5)根据评估结果安排再培训 6)记录能力评估活动和结果	Y	P	N
ISO 15189:2012 条款 4.1.1.4 和 4.4 和 5.1.6 注:可采用以下全部或任意方法组合进行评估:直接观察;监控检验结果的记录和报告过程;核查工作记录;评估解决问题的技能;检验特定样品,如先前已检验的样品、实验室间比对的物质或分割样品。宜专门设计对专业判断能力的评估并与目的相适应。			
1.5.21 授权 实验室如何—— 1)书面授权不同工作和职责的权限级别 2)指派关键职位的负责人	Y	P	N

（续表）

ISO 15189:2012 条款 4.1.2 注：授权可以采取工作任务书、委任书、权限审批清单等形式。			
1.5.22 员工绩效评估 实验室如何—— 1) 规划和执行员工考核 2) 确定监测和审查员工绩效结果的频率 3) 记录员工绩效 4) 培训负责考核员工绩效的员工	Y	P	N
ISO 15189:2012 条款 4.1.2.1 和 5.1.7 注：除技术能力评估外，实验室管理层应确保对员工表现的评估考虑了实验室和个体的需求，以保持和改进对用户的服务质量，激励富有成效的工作关系。实施评估的员工宜接受适当的培训。			
1.5.23 设施和环境条件 实验室如何—— 1) 评估和确定工作空间的充分性和适宜性 2) 确保实验室及相关办公设施应提供与开展工作相适应的环境 3) 确保储存和处置设施符合相关要求 4) 确保员工有足够的饮水处和储存个人防护装备及衣服的设施 5) 监督、控制和记录所有具体环境和设施要求	Y	P	N
ISO 15189:2012 条款 4.1.1.4 和 5.2、5.2.6 注：实验室应分配开展工作的空间，其设计应确保用户服务的质量、安全和有效，以及实验室员工、患者和来访者的健康和安全。实验室应评估和确定工作空间的充分性和适宜性。可以在内部评审、风险评估或管理评审会议期间评估和确定工作空间的充分性和适宜性，但是必须记录评估活动和是否充分。			
1.5.24 实验室设备 实验室如何—— 1) 选择设备 2) 购买设备 3) 管理设备 4) 管理设备记录 5) 在设备标签上标注基本信息 6) 管理故障设备 7) 确定设备维护频率 8) 记录设备维护 9) 防止设备未经授权使用（访问控制） 10) 管理废旧设备 11) 安全处理、运输、储存和使用设备，避免损坏和污染 12) 跟踪和验证维修完成情况	Y	P	N

（续表）

ISO 15189:2012 条款 4.13、5.3.1.1、5.3.1.3 **注**:本核查清单中提及的实验室设备包括仪器的硬件和软件、计量系统和实验室信息系统。实验室应制定设备选择、购买和管理的文件化程序。			
1.5.25 设备校准 实验室如何—— 1)确定校准频率 2)进行室内校准(移液器、温度计、定时器等) 3)记录校准状态(使用贴纸和校准证书) 4)处理校准不合格的设备	Y	P	N
ISO 15189:2012 条款 5.3.1.4 **注**:实验室应制定文件化程序,对直接或间接影响检验结果的设备进行校准。追溯至高级别参考物质或参考程序的校准溯源文件可以由检验系统的制造商提供。只要使用未经过修改的制造商检验系统和校准程序,该份文件即可接受。			
1.5.26 检验前过程 实验室如何为患者和用户提供下列信息: 1)原始样品采集和处理 2)预采样的说明 3)采样说明 4)在送到实验室前的准备和储存 5)样品和样品量要求 6)样品运输 7)时间限制和特殊处理要求 8)接受和拒收样品的标准 9)保密 10)处理投诉的程序	Y	P	N
ISO 15189:2012 条款 5.4、5.4.1、5.4.3、5.4.4.1、5.4.5、5.4.6、5.4.7 **注**:实验室应制定检验前活动的文件化程序和信息,以保证检验结果的有效性。			
1.5.27 检验程序/设备的确认和验证 实验室如何—— 1)选择检测程序 2)进行设备确认 3)执行方法确认 4)进行设备验证 5)执行方法验证 6)为确认或验证的每个程序制定具体的确认/验证方案 7)比较使用不同程序、设备和方法在同一地点或不同地点进行的同一项检测的结果	Y	P	N

（续表）

ISO 15189:2012 条款 5.5.1.2、5.6.4 和 5.5.1.3
注：实验室应对以下来源的检验程序进行确认：a）非标准方法；b）实验室设计或制定的方法；c）超出预定范围使用的标准方法；d）修改过的确认方法。对正在使用的方法进行"验证"而不进行修改，验证是评估某程序是否满足制造商规定的性能特点（即制造商确认声明）的过程。性能特点由制造商（确认报告）或说明书确定。常规验证是指比较用于相同检测的不同方法。必须明确界定常规验证要检查的频率和特点。
注：用作备份的所有程序或设备也必须经过适当的确认/验证。

1.5.28 测量不确定度 实验室如何—— 1）确定数量测量值的不确定度（定量检测） 2）确定测量不确定度（如标准偏差、临床决策点）的性能要求（**参见本核查清单中的问题 5.4**）	NA	Y	P	N

ISO 15189:2012 条款 5.5.1.4
注：测量不确定度表明报告的数字的置信度。可以使用至少 30 组内部质控数据的 CV 计算结果来计算测量不确定度：$CV(\%) \times 2 = $ 测量不确定度（UM）。实验室应计算所有定量检测的测量不确定度。
仅当临床医师请求提供这些计算结果时，才应当向他们提供。对于成熟的方法，建议使用至少 6 个月的内部质控数据来计算测量不确定度，并尽可能每年更新一次。对于新方法，针对每个质控级别，应使用至少两个不同批次的校准器和试剂的至少 30 个数据点，以得出测量不确定度的初步估计值。

1.5.29 生物参考区间或临床决定值 实验室如何—— 1）确定生物参考区间 2）记录参考区间的来源 3）向用户告知变更情况	NA	Y	P	N

ISO 15189:2012 条款 5.5.2
注：实验室应规定生物参考区间或临床决定值，将此规定的依据文件化，并通知用户。

1.5.30 检验程序文件化 实验室如何—— 1）确定一般标准操作程序和技术标准操作程序的格式 2）确定 SOP 的基本要求 3）是否有关于编写 SOP 的通用 SOP？它是否描述了 SOP 的所有必要元素？	Y	P	N

（续表）

ISO 15189:2012 条款 5.5.3； 注：只要有程序文件的全文供参考，工作台处就可使用用作快速参考程序的作业指导书、卡片文件或总结关键信息的类似系统。检验程序可参考引用产品使用说明的信息。技术类 SOP 至少应指明：a)检验目的；b)检验程序的原理和方法；c)样品类型；d)所需的仪器和试剂；e)环境和安全控制；f)程序性步骤；g)干扰（如：脂血、溶血、胆红素血、药物）和交叉反应；h)结果计算程序的原理；i)实验室临床解释；j)变异的潜在来源；k)参考文献。			
1.5.31 实验室应急计划 实验室如何确保在以下情况下服务不会中断： 1)员工短缺 2)设备故障 3)长时间停电 4)试剂和耗材缺货 5)火灾、自然灾害（例如恶劣天气或洪水、炸弹威胁或战乱） 6)实验室信息系统出问题	Y	P	N
ISO 15189:2012 条款 4.1.1.4、5.2、5.3.1、5.10 注：实验室应保持充足的备件，以尽量避免无法开展检测的情形（例如移液管部件、显微镜灯泡和保险丝、安全帽或安全离心机的铲斗）。应定期验证应急计划。如果实验室使用另一个实验室作为备份，应定期检查备份实验室的绩效，以确保合格的检测结果。			
1.5.32 质量控制和质量保证 实验室如何—— 1)利用室内质量控制和室间质评 2)确定室内质量控制的频率 3)确定可接受的范围 4)通过室间质评和室内质控数据评估和监测实验室绩效 5)处理不可接受的室间质评和室内质控结果 6)比较采用不同程序、设备和实验地点的结果 7)告知实验室人员结果比对的差异	Y	P	N
ISO 15189:2012 条款 4.10、5.6、5.6.2.1、5.6.2.3、5.6.3.1 注：只要可能，实验室宜选择临床决定值水平或与其值接近的质控物浓度，以保证决定值的有效性。宜考虑使用独立的第三方质控物，作为试剂或仪器制造商提供的质控物的替代或补充。实验室间比对应涵盖检验前过程、检验过程和检验后过程。如果没有实验室间比对计划，实验室可以使用具有明确界定的可接受结果的替代方法，例如与其他实验室交换样品，以及检验经认证的材料或以前检测过的样品。用作备份的所有程序或设备也必须包括在实验室间比对计划中。			

（续表）

1.5.33 报告和发布结果 实验室如何—— 1）发布标准化报告（确定格式和媒介） 2）检查患者检测结果 3）与用户沟通患者检测结果，包括警示、紧急和危急性质的结果 4）确保仅向经授权人员发布结果 5）修改报告 6）发布经修订的报告 7）保存患者检测结果 8）维护患者检测结果（**参见本核查清单中的问题 9.3**）	Y	P	N

ISO 15189:2012 条款 5.8.1、5.9.1
注：报告可以以硬拷贝或电子格式发布，口头发布的所有结果必须附有最终报告。每一项检验结果均应准确、清晰、明确并依据检验程序的特定说明予以报告。实验室应规定报告的格式和介质（即电子或纸质）及其从实验室发出的方式。

1.5.34 实验室信息系统（LIS）（计算机化或 **非计算机化）** 实验室如何—— 1）选定实验室信息系统 2）确认/验证实验室信息系统 3）确定管理和使用信息系统的权限和责任 4）始终确保患者信息的保密性 5）维护系统 6）备份数据 7）防止非授权用户访问	NA	Y	P	N

ISO 15189:2012 条款 5.10
注："信息系统"包括以计算机及非计算机系统保存的数据和信息的管理。有些要求相对非计算机系统而言可能更适合于计算机系统。计算机系统可包括作为实验室设备功能组成的计算机系统和使用通用软件（如生成、核对、报告及存档患者信息和报告的文字处理、电子制表和数据库应用）的独立计算机系统。

1.5.35 实验室安全手册 实验室如何确保所有的安全措施在实验室得到落实并且符合国家和国际指南和法规？ （**有关安全手册的内容，参见本核查清单的第12节**）	Y	P	N

ISO 15190:2013 条款 4.1.1.4、5.2
注：实验室管理层必须建立符合良好规范和适用要求的安全实验室环境。

（续表）

1.6 质量方针和 SOP 可及性 是否所有员工都可以轻松获取/使用质量方针和 SOP,并且质量方针和 SOP 用相关员工通常能够理解的语言编写?	Y	P	N		2

ISO 15189:2012 条款 4.2.2.1、4.3、5.5
注:所有文件必须是最新的,并经过授权人员批准。只要方便获取并受到保护,不会导致非授权的修改及不当的损坏,文件的媒介可采用任何形式或类型。

1.7 传达质量方针和 SOP 是否有书面证据表明与员工职责相关的所有质量方针和 SOP 都已经传达给所有员工,并且所有员工均理解和执行相关质量方针和 SOP?	Y	P	N		2

ISO 15189:2012 条款 4.2.2.2、5.1.5(b)
注:实验室必须有一套系统,用以确保所有员工了解所有文件的内容。所有实验室员工应能够获得质量手册和参考文件,并且获得有关如何应用的指导。

1.8 文件控制记录 质量方针和程序是否注明反映其何时生效、存放位置、何时得到审查、何时失效的相关信息?	Y	P	N		2

ISO 15189:2012 条款 4.3
注:以清单方式记录现行有效版本及其发放情况(例如:文件清单、目录或索引)

1.9 失效的质量方针和 SOP 无效或失效的质量方针和 SOP 被明确标记/标识并被移除,但是保留一份供参考?	Y	P	N		2

ISO 15189:2012 条款 4.3
注:对受控的废止文件标注日期并标记为废止。在规定期限内或按照适用的规定要求,至少保留一份受控的废止文件。

1.10 数据文档 是否根据国家/国际指南在指定时间段内存档检测结果、技术记录、质量记录、无效或失效的质量方针和程序?	Y	P	N		2

ISO 15189:2012 条款 4.3;4.13
注:应保存检测结果或文档的副本。记录保存期限可以不同,但报告的结果应能在医学相关或国家、地区或当地法规要求的期限内进行检索。

1.11 存档结果的可及性 是否有存档系统,用于方便、及时地检索存档的记录和结果?	Y	P	N		

（续表）

ISO 15189:2012 条款 4.13 注:只要易于获取并可防止非授权的修改,记录的媒介可采用任何形式或类型。存档的患者检测结果必须能够在符合患者护理需求的时间范围内轻松、清楚、完整地被检索到。	
第 1 节:文件和记录小计	28

第 2 节:管理评审和管理责任

要求				备注	分数
2.1 质量和技术记录的例行审查 实验室是否经常对所有质量和技术记录进行审查并记录?	Y	P	N		5
实验室审查是否包括以下内容?	为每个子问题选择一个选项: "是"(Y)、"部分符合"(P) 或"否"(N)				
	Y	P	N	NA	
2.1.1 针对既往审查结果的后续行动					
2.1.2 纠正措施的落实情况和必要的预防措施					
2.1.3 人员的报告					
2.1.4 环境监测记录					
2.1.5 标本拒收记录					
2.1.6 设备校准和维护记录					
2.1.7 所有检测区域的室内质量控制记录					
2.1.8 能力验证和其他形式的实验室间比对结果					
2.1.9 质量指标					
2.1.10 客户投诉和反馈					
2.1.11 改进计划的成果					
2.1.12 书面记录常规审查,并与工作人员一起编制行动计划以解决问题和进行后续审查					

（续表）

ISO 15189:2012 条款 4.1.1.4;4.2.1				
注:必须有关于实验室主任/主管或指定人员定期审查和监督质量计划的明文规定。这种常规审查必须确保反复发生的问题得到解决,并且新的或重新设计的活动得到评估。				
2.2 管理评审 实验室管理层是否每年在管理评审会议上对质量体系进行至少一次审查?	Y	P	N	5
	为每个子问题选择一个选项: "是"(Y)、"部分符合"(P)、 "否"(N)或"不适用"(NA)			
	Y	P	N	NA
评审输入 管理评审会议是否涵盖以下内容?				
2.2.1 对申请、程序和样品要求的适宜性进行定期评审				
2.2.2 用户反馈的评估				
2.2.3 员工建议				
2.2.4 内部评审				
2.2.5 风险管理				
2.2.6 质量指标的采用				
2.2.7 外部机构的评估				
2.2.8 参加实验室室间质评计划[能力验证(PT)/室间质量评价(EQA)]的结果				
2.2.9 投诉的监控和解决				
2.2.10 供应商的表现				
2.2.11 不符合的识别和控制				
2.2.12 持续改进的结果,包括纠正措施和预防措施现状				
2.2.13 前期管理评审的后续措施				
2.2.14 可能影响质量管理体系的工作量及范围、员工和检验场所的改变				
2.2.15 包括技术要求在内的改进建议				
2.2.16 审查申请和检验以及实际进展情况,以决定使用哪些方法				

(续表)

要求	Y	P	N	分数
2.2.17 审查质量目标和质量方针的适宜性和持续改进情况				
评审输出 管理评审会议是否涵盖以下内容?				
2.2.18 是否记录了管理评审的输出?				
2.2.19 管理评审会议的督促记录是否包含会议决议、负责采取行动的人员和行动时间表?				
2.2.20 报告是否涉及所需的资源(人力、财力、物力)?				
2.2.21 是否提及为用户做出改进?				
2.2.22 是否提及加强质量体系的有效性?				
2.2.23 是否审查了质量目标和质量方针的适宜性和持续改进情况?				

ISO 15189:2012 条款 4.1.1.4、4.15.2、4.15.4
注:两次管理评审的时间间隔不宜大于 12 个月。然而,质量体系初建期间,评审间隔宜缩短。

2.3 管理评审的发现和措施是否传达给相关员工?	Y	P	N	2

ISO 15189:2012 条款 4.1.1.4、4.15.4
注:应记录管理评审的发现和措施,并告知实验室员工。

2.4 实验室管理层是否确保管理评审决定的措施在规定时限内完成?	Y	P	N	2

ISO 15189:2012 条款 4.1.1.4、4.15.4
注:实验室管理层应确保管理评审决定的措施在规定时限内完成。

第 2 节:管理评审和管理责任小计				14

第 3 节:组织机构和人员

要求	Y	P	N	备注	分数
3.1 轮职表和每日例行任务 实验室是否有涵盖工作时间和工作时间外的轮职表?	Y	P	N		2

（续表）

ISO 15189:2012 条款 4.1.1.4(c)、4.1.2.1(i) **注**:轮职表将具体的实验室人员指派到特定的工作站。应优先考虑每日例行程序,并进行组织和协调,以便为患者提供最佳服务。				
3.2 组织结构图和外部/内部报告系统 是否有表明实验室与其所属组织之间关系的组织结构图?	Y	P	N	2
3.2.1 是否为所有实验室人员明确界定职权和责任范围,包括所有关键职能指定主管和代理人?				
ISO 15189:2012 条款 4.1.2.5 **注**:应当有最新的组织结构图和/或文字描述,详细说明实验室人员的外部和内部报告关系。组织结构图或文字描述应清楚地显示实验室与医院其他科室和其他实验室服务的关联。				
3.3 实验室主任 实验室是否由具有相应能力和职责的人员领导和执行以下任务?	Y	P	N	3

	为每个子问题选择一个选项:"是"(Y)、"部分符合"(P)或"否"(N)			
	Y	P	N	
3.3.1 对实验室服务实行有效领导,包括预算策划和财务管理				
3.3.2 与利益相关方沟通				
3.3.3 确保有适当数量且具备所需能力的员工				
3.3.4 确保质量方针的实施				
3.3.5 选择和监控实验室的供应方				
3.3.6 选择受委托实验室并监控其服务质量			NA	
3.3.7 确保安全的实验室环境				
3.3.8 咨询服务				
3.3.9 为实验室员工提供专业发展计划				
3.3.10 处理实验室员工和/或实验室服务用户的投诉、要求或建议				
3.3.11 设计和实施应急计划				

（续表）

ISO 15189:2012 条款 4.1.1.4 注:实验室主任可以是一名或多名有能力且对实验室服务负责的人员,他们统称为实验室主任。其他地区可能不使用术语"实验室主任",但在这个问题中,它是指负责运作实验室的人员,不论他们的职位名称是什么。					
3.4 质量管理体系的监督 是否有质量官员/主管负责监督质量管理体系的合规性?	Y	P	N		3
	为每个子问题选择一个选项:"是"(Y)、"部分符合"(P)或"否"(N)				
	Y	P	N		
3.4.1 是否有委任书、工作描述或工作任务书?					
3.4.2 确保建立、实施和维持质量管理体系所需规程?					
3.4.3 就质量管理体系运行情况向负责质量相关决策的实验室管理层报告?					
3.4.4 确保在整个实验室推进理解用户需求和要求的意识?					
3.4.5 质量主管是否参与管理评审?					
ISO 15189:2012 条款 4.1.2.7 注:实验室管理层应指定一名质量主管(不论其职务名称为何)负责监督质量管理体系要求的落实情况。质量主管必须向负责实验室质量方针和资源决策的实验室管理层直接汇报。					
3.5 人事档案制度 是否有人事记录?	Y	P	N		3
人事记录是否包含以下内容?	为每个子问题选择一个选项:"是"(Y)、"部分符合"(P)、"否"(N)或"不适用"(NA)				
	NA	Y	P	N	
3.5.1 教育和专业资质					
3.5.2 证书或执照的复印件(适用时)					
3.5.3 以前的工作经历					
3.5.4 岗位描述					
3.5.5 向新员工介绍实验室环境					

（续表）

3.5.6 当前岗位的培训,包括供应商现场培训					
3.5.7 能力评估					
3.5.8 继续教育记录					
3.5.9 员工表现评估					
3.5.10 事故报告和职业危险暴露记录					
3.5.11 免疫状态(与指派的工作相关时)					
3.5.12 聘任函					
3.5.13 人员体检记录					
3.5.14 阅读与工作有关的 SOP					
3.5.15 安全手册的阅读记录和安全培训记录					
3.5.16 定期绩效审查——包括观察、能力评估、指导、反馈					
3.5.17 针对人员具体职责的质量保证和质量管理体系培训					

> **ISO 15189:2012 条款 5.1.9**
> 注:必须维护现有的所有员工的人事档案。无论何处(场外或现场),不论如何保存记录,记录都必须可以轻松检索到。在一些实验室中,并不是所有的记录都可以保存在同一个地方的同一个文件中,例如培训和能力记录应保存在实验室里,而医疗相关信息则保存在行政部门里。

3.6 实验室员工培训					
是否有培训制度,并且每名工作人员是否有涵盖以下内容的最新培训记录?	Y	P	N		3
	为每个子问题选择一个选项:"是"(Y)、"部分符合"(P)或"否"(N)				
	Y	P	N		
3.6.1 质量管理体系					
3.6.2 所分派的工作流程、程序和任务					
3.6.3 适用的实验室信息系统			NA		
3.6.4 健康与安全,包括防止或控制不良事件的影响					
3.6.5 实验室伦理					

（续表）

3.6.6 患者信息的保密				
3.6.7 对在培人员应始终进行监督指导				
3.6.8 继续医学教育				
3.6.9 定期评估培训效果				

ISO 15189:2012 条款 4.1.1.4(c);5.1.5
注:应定期评估培训效果。对在培人员应始终进行监督指导。

3.7 员工能力 是否有涵盖以下内容的能力评估体系?	Y	P	N	3
	为每个子问题选择一个选项:"是"(Y)、"部分符合"(P)或"否"(N)			
	Y	P	N	
3.7.1 按照既定标准进行能力评估				
3.7.2 针对新员工的培训				
3.7.3 针对老员工的培训				
3.7.4 在需要时进行再培训和再评估				

ISO 15189:2012 条款 4.1.2.1(h);5.1.6
注:在独立开展工作之前,必须对新聘用的实验室工作人员进行能力评估。所有实验室工作人员必须按照实验室确定的频率接受常规能力评估。分配到新部门的工作人员应在完全独立地履行职责前接受评估。当发现缺陷时,必须规划和记录再培训和再评估。如果员工的能力仍然低于标准,进一步的行动可包括对工作的监督审查、重新分配职责,或者其他适当的行动。关于能力评估和后续行动的记录应保存在人事档案和/或质量记录中。记录应显示哪些技能得到评估,这些技能如何得到衡量,以及谁执行评估。

3.8 工作人员会议 工作人员会议是否定期召开并且涵盖以下内容?	Y	P	N	3
	为每个子问题选择一个选项:"是"(Y)、"部分符合"(P)或"否"(N)			
	Y	P	N	
3.8.1 对既往工作人员会议的跟进行动				
3.8.2 系统性或经常性问题的处理,包括防止反复发生的问题				
3.8.3 投诉				

（续表）

	Y	P	N	备注	分数
3.8.4 关于审查/修订/冗余的 SOP 的沟通					
3.8.5 审查以往纠正措施的结果					
3.8.6 讨论和评价改进主题/计划					
3.8.7 表彰员工的优秀表现（即本月最佳员工、表彰信等）					
3.8.8 参加了医院会议、外部会议、培训、大会、研讨会等的工作人员提供的反馈					
3.8.9 参加了临床医师会议（使用实验室服务和/或出席临床会诊）的实验室人员传达报告和最新信息					
3.8.10 记录和审核会议纪要，以便跟踪考查进展情况。					

ISO 15189:2012 条款 4.1.2.1(a)、(e)、4.1.2.2、4.1.2.6、4.4、4.14.3
注：实验室应定期召开工作人员会议，以确保实验室内部的沟通。应当制定会议纪要，以便跟踪考查进展情况。

第 3 节：组织机构和人员小计	22

第 4 节：客户管理和客户服务

要求	Y	P	N	备注	分数
4.1 由专业人员提供咨询和培训 是否有具有相应专业资格的工作人员为客户提供以下方面的建议和/或培训？ 1)所需的样品类型； 2)选择检验项目； 3)重复频率； 4)解释结果？	Y	P	N		2

ISO 15189:2012 条款 4.1.1.4(g)、4.7
注：授权人员应提供样品类型、检验的选择、频率和结果解释方面的建议。

4.2 解决投诉 实验室是否调查(审查)和解决客户的投诉？	Y	P	N		2

ISO 15189:2012 条款 4.1.1.4(m)、4.8、4.15.2(i)
注：实验室必须制定文件化的程序来管理从临床医师、患者、实验室工作人员或其他人处收到的投诉或其他反馈。必须给投诉人提供反馈意见。

（续表）

4.3 面向客户的实验室手册——提供给用户的信息 是否包含下列信息:实验室地址、实验室提供的临床服务种类、实验室开放时间、检验申请单、填写说明、患者准备说明、样品采集方法(包括患者自采样品的说明)和时间(例如早晨)、样品运送说明、既定的周转时间、接受和拒收样品的标准、检验和检验结果解释方面的临床建议;当检验失败后申请进行额外的检验、追加检测、重复检测或采集额外标本;实验室保护个人信息的政策、实验室处理投诉的程序	Y	P	N	2

ISO 15189:2012 条款 4.1.1.4(g)、4.5、5.4.2
注:实验室应当为客户提供一本手册,里面列明实验室的工作时间、可开展的检测、标本采集说明、包装和运输说明以及预期的周转时间。

4.4 关于服务延迟的交流方针 当实验室检测发生延迟或中断(由于设备故障、库存情况、工作人员紧缺等),或者需要更改检测程序以及检测恢复时,是否及时向客户提供书面通知?	Y	P	N	2
是否确定了危急值? (例如,新患者抗酸杆菌阳性结果,Xpert MTB/RIF 检测利福平耐药结果)?				

ISO 15189:2012 条款 4.1.2.6、4.4、5.8.1
注:当检验延误时,实验室应有通知检验申请者的方法。必须记录有关服务中断和恢复的通知以及临床医师的相关反馈意见。必须通知临床人员所有的检验延迟。

4.5 评价工具及后续行动 是否有用于定期评估客户满意度和员工建议的工具? 是否有效利用反馈意见来改善服务?	Y	P	N	2

ISO 15189:2012 条款 4.1.1.4(m)、4.8、4.14.3、4.14.4
注:实验室应当持续地或不定期地评估客户、临床医师和患者对其服务的满意度。

第 4 节:客户管理和客户服务小计	10

第 5 节:设备

	为每个子问题选择一个选项:"是"(Y)、"部分符合"(P)、"否"(N)或"不适用"(NA)

（续表）

要求	Y	P	N	备注	分数
5.1 遵循适当的设备方案 设备是否按照操作手册中的说明进行安装和放置，并附有唯一标签或标记？	Y	P	N		2
ISO 15189:2012 条款 5.3.1.2 **注**：设备应按照用户手册中的规定妥善放置，远离水、光照、振动、交通工具等，并且放置在台面上时设备基座的 75% 以上要在台面上，以避免倾倒。					
5.2 设备由受过培训的、有相应能力的、经授权的人员操作？	Y	P	N		2
ISO 15189:2012 条款 5.3.1.3 **注**：工作人员必须获得设备操作培训，有相应能力操作设备。					

要求	NA	Y	P	N	分数
5.3 设备和方法的确认/验证以及记录 所有设备和方法是否在安装和使用前在现场通过了确认/验证，并且有相应的记录可以证明这一点？	NA	Y	P	N	5

	为每个子问题选择一个选项："是"（Y）、"部分符合"（P）、"否"（N）或"不适用"（NA）		
	NA	Y	P	N
5.3.1 每台设备和每个检验程序是否都有具体的验证/确认方案？				
5.3.2 是否对所有实验室设计或开发的方法及验证范围之外并进行后期修订的标准方法进行确认？				
5.3.3 在验证过程中，是否从制造商/方法开发人员那里获得了确认信息？				
5.3.4 是否根据预期用途适当选择和评估设备和检验程序的性能特点？				
5.3.5 验证/确认研究是否适当和充分？				
5.3.6 数据分析是否适合所选的性能特点？				
5.3.7 验证/确认结果/报告是否经过授权人员评审和批准？				

ISO 15189:2012 条款 5.3.1.2、5.5.1
注：新近引入的方法或设备必须在现场进行验证，以确保其最初的性能等同于或者优于以前的方法或设备。可以采用制造商的确认。备份设备也必须包含在验证程序中。

（续表）

5.4 数量检测的测量不确定度 实验室是否有测量不确定度(UM)的估计值记录？	NA	Y	P	N	2
	为每个子问题选择一个选项："是"（Y）、"部分符合"（P）、"否"（N）或"不适用"（NA）				
	NA	Y	P	N	
5.4.1 实验室是否为每个定量测量程序确定了测量不确定度？					
5.4.2 实验室是否规定了每个测量程序的测量不确定度性能要求（影响测量不确定度的因素），并定期评审测量不确定度的评估结果？					
5.4.3 需要时，实验室是否向用户提供测量不确定度评估结果？					

ISO 15189:2012 条款 5.5.1.4
注：测量不确定度应在不同的临床决策层面进行计算。累积内部质量控制（至少 6 个月的数据）可用于计算测量不确定度。

5.5 设备记录维护 实验室的所有设备是否都有最新的设备库存数据？	Y	P	N	2
	为每个子问题选择一个选项："是"（Y）、"部分符合"（P）或"否"（N）			
	Y	P	N	
5.5.1 设备名称				
5.5.2 供应商或制造商的联系方式				
5.5.3 接收时的状态（如新设备、旧设备或翻新设备）				
5.5.4 序列号				
5.5.5 接收日期				
5.5.6 如果设备已报废，指明报废日期				
5.5.7（在确认/验证后）投入使用日期				

（续表）

5.5.8 放置地点				

ISO 15189:2012 条款 4.13、5.3.1.7
注：执行检验时使用的每个设备都必须有记录。这种设备清单必须包括主要的分析仪器以及离心机、水浴、转子、冰箱、移液器、定时器、打印机和计算机等辅助设备。

5.6 设备维护记录 实验室是否有相关设备的维护信息？	Y	P	N	2
	为每个子问题选择一个选项："是"（Y）、"部分符合"（P）或"否"（N）			
	Y	P	N	
5.6.1 遵循维护合同信息或维护计划				
5.6.2 维护服务提供商的联系方式				
5.6.3 有关维护、维修或报废前的净化记录				
5.6.4 工程师或维护服务提供商开展的预防措施记录				
5.6.5 上一次维护日期				
5.6.6 下一次维护日期				

ISO 15189:2012 条款 4.13、5.3.1.5、5.3.1.7
注：执行检验时使用的每个设备必须都有维护记录。应维护这些记录，并确保其在设备的使用寿命期间或者国家、地区和地方当局要求的时间段内随时可用。

5.7 等待修理的故障设备 当发现设备故障时，应停止使用并清晰标识。	Y	P	N	2
5.7.1 是否适当净化故障设备并从实验室和储存区域中将其移除？				

ISO 15189:2012 条款 4.13、5.3.1.5
注：标签应指明故障日期和"停用"字样，并且附带签字。

5.8 废旧设备处理程序 是否依照设备管理质量方针和程序在故障设备上附加适当的标签，并且从实验室或走道中将其移除？	Y	P	N	NA	2

ISO 15189:2012 条款 4.13、5.3.1.5
注：标签应指明报废日期和"报废"字样，并且附带签字。

（续表）

5.9 设备校准和计量可溯源性方案	Y	P	N		2
	为每个子问题选择一个选项："是"（Y）、"部分符合"（P）或"否"（N）				
	Y	P	N		
5.9.1 是否至少依照制造商的建议和验证规定,定期对实验室辅助设备(包括移液器、离心机、天平和温度计)进行常规校准?					
5.9.2 校准是否可追溯(例如,使用参考物质和设备,如经过认证的温度计、转速计)?					
5.9.3 在恢复使用之前,是否有证据能表明实验室检查了校准证书/结果?					
5.9.4 内部校准是否采用了经过认证的参考物质、检验方法和按照其他程序进行校准,或者采用公认的标准或方法?					

ISO 15189:2012 条款 5.3.1.4
注:追溯至高级别参考物质或参考程序的校准溯源文件可以由检验系统的制造商提供。只要使用未经过修改的制造商检验系统和校准程序,该份文件即可接受。

5.10 设备预防性维护 是否根据制造商的最低要求对所有设备进行常规用户预防性维护,并进行记录?	Y	P	N		2

ISO 15189:2012 条款 4.13、5.3.1.5
注:操作人员必须对检验过程中使用的所有设备进行预防性维护,包括离心机、高压灭菌器、显微镜和安全柜。

5.11 设备服务性维护 合格且有相应能力的人员是否按照时间表和制造商的最低建议对设备进行常规维护,并将维护信息记录在适当的日志中?	Y	P	N		2

ISO 15189:2012 条款 4.13、5.3.1.5
注:必须由通过服务合同或其他方式委托的合格的维修工程师按规定的间隔对所有设备进行维修。服务时间表必须至少满足制造商的要求。

5.12 设备故障——处理和记录 是否通过有效的纠正措施和根本原因分析解决设备故障?	Y	P	N		2

（续表）

ISO 15189:2012 条款 4.9、4.10、4.13、5.3.1.5 注：必须按照不符合项处理程序调查和记录所有设备故障。如果用户无法解决问题，则必须发起维修。				
5.13 设备维修监控和记录	Y	P	N	2
	为每个子问题选择一个选项："是"（Y）、"部分符合"（P）或"否"（N）			
	Y	P	N	
5.13.1 是否监控维修单以确定维修是否完成？				
5.13.2 设备重新投入使用前，实验室是否验证并记录设备是否处于正常工作状态？				
ISO 15189:2012 条款 4.13、5.3.1.5、5.6 注：维修完成后，必须通过各个级别的质控或其他性能检查来验证设备是否处于正常工作状态。质控或性能检查结果的副本应附在维修记录上，作为证据。				
5.14 设备故障——应急计划 是否有运行良好的备份系统可用于防止实验室服务中断？	Y	P	N	2
ISO 15189:2012 条款 4.1.1.4(n)、5.3.1 注：当实验室无法向用户发布结果时，会考虑中断服务。检测服务不应当由于设备故障而中断。在发生设备故障的情况下，必须落实应急计划以完成检测。在检测中断的情况下，可使用备用仪器，使用不同的检测方法，或者将受委托样品转移到另一个实验室。				
5.15 制造商操作手册 制造商的操作手册是否可随时供检测人员参考，并采用工作人员所理解的语言编写？	Y	P	N	2
ISO 15189:2012 条款 5.3.1.3 注：操作手册必须随时可供检测人员参考，并且接受文件控制。				
5.16 实验室检测服务 实验室是否提供了不间断的检测服务，在过去一年间（或者自上次评审以来）没有因设备故障而中断？	Y	P	N	2
ISO 15189:2012 条款 4.1.1.4(a)、(n)、4.1.2.1(i) 注：当实验室无法向用户发布结果时，会考虑中断服务。检测服务不应当由于设备故障而中断。在发生设备故障的情况下，必须落实应急计划以完成检测。在检测中断的情况下，可使用备用仪器，使用不同的检测方法，或者将受委托样品转移到另一个实验室。				

（续表）

第 5 节：设备小计	35

第 6 节：评价和评审					
6.1 内部评审 是否按照质量手册规定的频率开展内部评审，以及这些评审是否涉及与患者密切相关的领域？	Y	P	N	备注	5
	为每个子问题选择一个选项："是"（Y）、"部分符合"（P）或"否"（N）				
	Y	P	N		
6.1.1 是否具备评审计划/时间表，确保质量管理体系的所有活动得到评审？					
6.1.2 评审活动的开展是否涉及最小的利益冲突，例如在可能的情况下，开展评审的人员不参与接受评审部门的实验室活动？					
6.1.3 开展内部评审的人员是否接受培训，是否能被证明有能力进行管理和/或技术评审？					
6.1.4 是否对不符合/显著缺陷开展原因分析？					
6.1.5 是否将内部评审结果记录在案，并提交给实验室管理层和相关人员进行审核？					

ISO 15189:2012 条款 4.13、4.14.5
注：正常情况下，宜在一年内完成一次完整的内部评审。实验室应按计划定期实施内部评审以确定质量管理体系的所有活动（包括检验前、检验和检验后过程）是否符合本准则要求以及实验室规定要求，并且已实施、有效、得到保持。

6.2 评审建议和行动计划与跟进	Y	P	N		5
	为每个子问题选择一个选项："是"（Y）、"部分符合"（P）或"否"（N）				
	Y	P	N		
6.2.1 是否生成内部评审报告？					

(续表)

	Y	P	N		分数
6.2.2 是否根据评审结果提出纠正/预防措施的建议?					
6.2.3 是否制定包含明确时间表和指定人员,及实验室界定的时间范围内后续行动记录的行动计划?					

ISO 15189:2012 条款 4.10、4.13、4.14.5
注:对于到截止日期未实施的行动,应调动积极性和获得延期批准。

	为每个子问题选择一个选项:"是"(Y)、"部分符合"(P)或"否"(N)				
6.3 风险管理 是否对所有实验室流程的潜在缺陷进行评估,包括检验前、检验中和检验后?	Y	P	N		5
6.3.1 书面记录所有流程潜在缺陷的评估结果					
6.3.2 书面记录为减少或消除发现的潜在缺陷所采取的行动					

ISO 15189:2012 条款 4.13、4.14.6
实验室应评估存在潜在缺陷的区域内所有流程(分析前、分析中和分析后)的各个步骤。例如,在分析前的样品采集步骤,潜在缺陷可能包括:采集错误的样品、使用错误的容器采集样品、在错误的时间采集样品等。分析后的潜在缺陷可能包括:将结果提供给错误的患者、在 TAT 以外提供结果等。实验室必须评估所有步骤,列出潜在缺陷,书面记录为防止这些缺陷发生而采取的行动。

注:应当给风险分级,并根据分级采取相应的行动。

第 6 节:评价和评审小计	15

第 7 节:采购和库存

要求	为每个子问题选择一个选项:"是"(Y)、"部分符合"(P)或"否"(N)			备注	分数
	Y	P	N		
7.1 库存和预算制定 是否有准确预测用品和试剂需求的系统?	Y	P	N		2

（续表）

ISO 15189:2012 条款 4.1.2.1(i)、5.3.2.1、5.3.2.4 注:实验室必须通过能考虑过去模式、当前趋势和未来计划的库存管理和预算制度系统地确定供应品和检测需求。				
7.2 实验室在提出申请时是否提供所需用品和耗材的规格?	Y	P	N	2
ISO 15189:2012 条款 4.6 注:规格可以表现为目录编号、产品编号、制造商名称等。				
7.3 服务供应商绩效评估 实验室是否监控供应商的绩效,以确保规定的标准得到满足?	Y	P	N	2
ISO 15189:2012 条款 4.6 注:实验室必须对其采用的服务的所有供应商开展绩效评估和监控。				
7.4 库存管理	Y	P	N	2
实验室是否保存影响检验性能的试剂和耗材记录,包括但不限于以下内容:				
	为每个子问题选择一个选项:"是"(Y)、"部分符合"(P)或"否"(N)			
	Y	P	N	
7.4.1 试剂或耗材的标识				
7.4.2 批号或货号				
7.4.3 供应商或制造商的名称和联系方式				
7.4.4 接收日期、失效期、使用日期、停用日期(适用时)				
7.4.5 制造商说明书				
7.4.6 试剂或耗材的验收记录(例如:合格或损坏)				
ISO 15189:2012 条款 4.13、5.3.2.7、5.3.2.4 注:所有进货订单都应接受原始申请单条件和完整性方面的检查,妥善接收并做好书面记录;应明确指明实验室收到产品的日期和产品的有效期。				
7.5 预算策划 预算策划是否基于人员、检测、设施设备需求以及质量保证程序和材料?	Y	P	N	2

（续表）

ISO 15189:2012 条款 4.1.1.4(a) 注:预算策划可以确保所提供的服务不会中断。				
7.6 供应申请单的管理评审 管理层是否评审/批准最终的供应申请单?	Y	P	N	2

ISO 15189:2012 条款 5.3.2.3、5.3.2.7 注:鉴于各实验室具有不同的采购审批制度,应当有一个系统供实验室评审对原始申请单的最终批准。				
7.7 实验室库存系统	Y	P	N	2
	为每个子问题选择一个选项:"是"(Y)、"部分符合"(P)或"否"(N)			
	Y	P	N	
7.7.1 是否跟踪所有订单直到订单被交付、检查和接收,并在登记时标有签收日期?				
7.7.2 库存记录是否完整和准确,指示和监控最低和最高库存水平?				
7.7.3 是否监控所有试剂和耗材的消耗率?				
7.7.4 是否定期盘点库存?				
7.7.5 在可行的情况下,是否具有材料缓冲库存来应对供应中断的情况?				

ISO 15189:2012 条款 5.3.2 注:实验室库存系统应当向工作人员通报可靠的要保存的最低库存量,以避免缺货导致服务中断,还要通报实验室要保存的最大库存量,以防止试剂过期。				
7.8 存储区域 是否适当设置和监控存储区域?	Y	P	N	2
	为每个子问题选择一个选项:"是"(Y)、"部分符合"(P)或"否"(N)			
	Y	P	N	
7.8.1 存储区域是否井然有序,没有杂乱现象?				
7.8.2 是否给所有库存物品指定专门的地方,便于轻松取用?				
7.8.3 是否有充足的冷藏空间?				

（续表）

7.8.4 是否按照规定的存储条件监控存储区域？				
7.8.5 是否常规监控环境温度？				
7.8.6 是否避免在阳光直射下存储？				
7.8.7 存储区域是否通风良好？				
7.8.8 存储区域是否清洁，没有灰尘和害虫？				
7.8.9 存储区域是否具有访问控制？				

ISO 15189:2012 条款 5.3.2.2
注：实验室应按制造商的说明储存收到的试剂和耗材。

7.9 库存组织和浪费最小化 是否实行"先到期先出库"（FEFO）原则？	Y	P	N	2

ISO 15189:2012 条款 5.3.2.2 以及美国国际开发署"Deliver"（服务实施）项目的《后勤手册》活动 1
注：为了尽量减少产品到期的浪费，应当按照"先到期先出库"（FEFO）原则安排库存。将最先到期的产品放在具有较晚到期日期的产品前面，并相应地发放存货，确保使用中的产品不超过到期日。谨记：收到产品的顺序不一定是产品到期的顺序。

7.10 产品到期 是否使用（和库存）中的所有试剂/试剂盒目前都在制造商指定的有效期内或稳定期内？	Y	P	N	2

ISO 15189:2012 条款 5.3.2.3
注：使用中以及库存中的所有试剂和试剂盒都应在制造商指定的有效期内。如果想要将过期存货投入使用，必须有稳定性研究和库存控制加强（增加质控频率）的证据。不能使用过期的对照品和校准器。

7.11 过期产品的处理 过期产品是否都贴上标签并妥善处理？	Y	P	N	2

ISO 15189:2012 条款 5.3.2.7
注：过期产品应妥善处理并保存记录。如果实验室不具备安全处置过期产品的条件，制造商/供应商应在下次交货时收回过期的存货。

7.12 实验室检测服务 实验室是否提供不间断的检测服务，在过去一年或上次评审后没有出现缺货导致中断的情况？	Y	P	N	2

ISO 15189:2012 条款 4.1.1.4(a)、4.1.1.4(n)、4.1.2.1(i)、5.5
注：当实验室无法向用户发布结果时，会被认为服务中断。检测服务不应由于缺货而中断。实验室应当尝试各种解决方案，例如从另一个实验室借库存，或者在解决缺货问题的同时将样品委托给另一个检测机构。

(续表)

第 7 节:采购和库存小计	24

第 8 节:过程控制

要求	Y	P	N	备注	分数
8.1 患者和用户的信息 患者识别、标本采集(包括客户安全)、贴标签和运输等指南是否可以随时提供给负责原始样品采集的人员?	Y	P	N		2
ISO 15189:2012 条款 5.4.1 注:实验室应制定检验前活动的文件化程序和信息,以保证检验结果的有效性,并且告知样品采集者这些文件化程序和信息。					
8.2 实验室是否充分收集开展检验所需的信息?	Y	P	N		3
	为每个子问题选择一个选项:"是"(Y)、"部分符合"(P)或"否"(N)				
	Y	P	N		
8.2.1 所有检测申请都附有可接受和已批准的检测申请单(如果适用,传送检单/核查清单/货单)?					
8.2.2 申请单是否包含患者身份识别信息,包括性别、出生日期、居住地点和唯一标识号?					
8.2.3 授权申请者的姓名和签名					
8.2.4 样品类型和申请检验项目					
8.2.5 临床相关信息(初步诊断、随访)					
8.2.6 样品采集日期(和采集时间,如果采集时间对结果有影响的话)					
8.2.7 样品接收日期和时间					
8.2.8 并发症风险增加的侵入性手术的书面同意					
ISO 15189:2012 条款 4.4、5.4.3 注:实验室收到的每份检验申请均应视为协议。申请可以是硬拷贝或电子形式。					

（续表）

8.3 是否具备完善的样品接收程序？	Y	P	N		2
	为每个子问题选择一个选项："是"（Y）、"部分符合"（P）或"否"（N）				
	Y	P	N		
8.3.1 患者唯一标识符					
8.3.2 是否评估已接收的标本，确保其满足验收标准？					
8.3.3 不符合质量要求的标本是否被拒绝，并且是否立即报告拒绝事项以促使样本送检方采集另一份样品？					
8.3.4 是否记录标本接收的日期和时间以及接收人姓名？					
8.3.5 是否具备处理"紧急"标本和口头申请的程序？					
8.3.6 所有取自原始样品的部分样品是否可明确追溯至最初的原始样品？					
8.3.7 如果不是 24 小时开放的实验室，是否具备明文规定的方法来处理工作时间以外收到的标本？					
8.3.8 是否及时将标本送到正确的检测场所？					

ISO 15189:2012 条款 4.4、5.4.6
注：收到样品时会查看服务协议。所有取自原始样品的部分样品应可明确追溯至最初的原始样品。

8.4 检验前处理、准备和储存 如果样品到达实验室后无法立即进行检测，标本在检测前是否被妥善储存？	Y	P	N		2

ISO 15189:2012 条款 5.4.7
注：标本应在适当的条件下保存以保持标本的稳定性。

8.5 样品运送 接收或委托的标本是否根据当地和/或国际规定进行妥善包装，并在可接受的时间和温度范围内进行运输？	Y	P	N		2

ISO 15189:2012 条款 5.4.4.3、5.4.5
注：所有样品在运送到实验室的过程中应当确保对患者、公众和环境的安全性。实验室必须确保在样品采集所指定的温度范围内接收样品。

（续表）

8.6 实验室是否选择和评估受委托实验室和顾问？	Y	P	N	NA		2
	子问题为每个子问题选择一个选项:"是"（Y）、"部分符合"（P）或"否"（N）					
	Y	P	N	NA		
8.6.1 是否对实验室确定的受委托实验室和顾问进行书面的评估和评价？						
8.6.2 是否有受委托实验室和顾问登记？						
8.6.3 是否采用日志、跟踪表或电子方式正确跟踪委托的标本？						

ISO 15189:2012 条款 4.13、4.5
注:实验室必须确保受委托实验室有能力开展所申请的检验。评价形式包括检查认可状况、采用调查表、开展审核、采用盲样等。

8.7 检验程序文件化 检验程序是否用实验室员工通常理解的语言书写,且在适当的地点可以获取？它们是否包括以下内容:	Y	P	N		2
	为每个子问题选择一个选项:"是"（Y）、"部分符合"（P）或"否"（N）				
	Y	P	N		
8.7.1 涂片镜检:是否具备并遵循正确的涂片准备程序？					
8.7.1.1 制作涂片之前,是否使用酒精清洁载玻片并在载玻片上进行编号标记？					
8.7.1.2 是否采用竹签茬端（或吸管）采集标本的脓性部分（结核菌疑似存在部位）用于涂片？					
8.7.1.3 每个样品是否只有一份涂片？					
8.7.1.4 涂片是否约为 20mm×10mm 且位于载玻片的中央？					
8.7.1.5 干燥后,是否通过微热进行固定？					
8.7.2 简单法培养:是否遵循正确的培养技术和程序？					

（续表）

8.7.2.1 检查标本的体积,加入适量的前处理液并充分混合(涡旋振荡)。				
8.7.2.2 前处理液和标本混合物室温(20℃至25℃)静置 15 分钟。				
8.7.2.3 每一步都使用新的无菌吸管,避免交叉污染。				
8.7.2.4 一次只打开一个样本处理管。				
8.7.2.5 使用一次性无菌吸管在每个培养基斜面上接种 3~4 滴(约 0.1~0.15ml),确保铺满整个斜面。				
8.7.2.6 试管之间液体的转移不应出现相互碰触的情况,避免交叉污染。				
8.7.2.7 避免发生样品飞溅,最大程度地减少气溶胶的产生。				
8.7.2.8 培养管以倾斜位置接种,培养管保持倾斜放入培养箱。				
8.7.2.9 培养管以倾斜位置接种,管帽松动至少 24 小时。				
8.7.2.10 培养 24 小时后,盖紧瓶盖并让培养管直立进行培养。				
8.7.3 离心法培养: 是否遵循正确的培养技术和程序?				
8.7.3.1 检查标本的体积,加入适量的前处理液并充分混合(涡旋震荡)。				
8.7.3.2 前处理液和标本混合物室温(20℃至25℃)静置 15 分钟。				
8.7.3.3 加入缓冲液。				
8.7.3.4 按照 3 000×g,8~10℃离心 15~20 分钟。				
8.7.3.5 将上清液倒入含有结核菌消毒剂的废物缸中。				
8.7.3.6 对应于一个离心机负载,分批次开展工作。				

（续表）

8.7.3.7 加入 1~2ml 缓冲液重悬样品。				
8.7.3.8 每一步都使用新的无菌吸管，避免交叉污染。				
8.7.3.9 一次只打开一个样本处理管。				
8.7.3.10 使用一次性无菌吸管在每个培养基斜面上接种 3~4 滴（约 0.1~0.15ml），确保铺满整个斜面。				
8.7.3.11 试管之间液体的转移不应出现相互碰触的情况，避免交叉污染。				
8.7.3.12 避免发生样品飞溅，最大程度地减少气溶胶的产生。				
8.7.3.13 培养管以倾斜位置接种，培养管保持倾斜放入培养箱，管帽松动至少 24 小时。				
8.7.3.14 培养 24 小时后，盖紧瓶盖并让培养管直立进行培养。				
8.7.4 液体培养：是否遵循正确的培养技术和程序？				
8.7.4.1 检查标本的体积，加入适量的前处理液并充分混合（涡旋震荡）。				
8.7.4.2 前处理液和标本混合物室温（20℃至25℃）静置 15 分钟。				
8.7.4.3 加入缓冲液。				
8.7.4.4 3 000×g，8~10℃ 离心 15~20 分钟。				
8.7.4.5 将上清液倒入含有结核菌消毒剂的废物缸中。				
8.7.4.6 对应于一个离心机负载，分批次开展工作。				
8.7.4.7 加入 1~2ml 缓冲液重悬样品。				
8.7.4.8 每一步都使用新的无菌吸管，避免交叉污染。				
8.7.4.9 一次只打开一个样本处理管。				
8.7.4.10 制备生长添加剂/抑菌剂混合液。用移液器向每管培养基种加入该混合液 0.8ml。				

(续表)

8.7.4.11 吸取 0.5ml 标本到培养管,将培养管放入培养箱进行培养。				
8.7.4.12 一次只打开一个标本试管。				
8.7.4.13 每一步都使用新的吸管,避免交叉污染				
8.7.4.14 试管之间的转移不应出现相互碰触的情况,避免交叉污染。				
8.7.4.15 避免发生样品飞溅,最大程度地减少气溶胶的产生。				
8.7.4.16 是否对阳性培养物进行血平板培养?				
8.7.4.17 是否对阳性培养物进行涂片或菌种鉴定?				
8.7.5 固体药敏试验:是否遵循正确的药敏试验技术和程序?				
8.7.5.1 是否按照药敏试验标准操作程序进行操作?				
8.7.5.2 是否正确报告药敏结果?				
8.7.6 液体药敏试验:是否遵循正确的药敏试验技术和程序?				
8.7.6.1 是否按照药敏试验标准操作程序进行操作?				
8.7.6.2 是否正确报告药敏结果?				
8.7.7 分子生物学检测:				
8.7.7.1 是否具备并遵循分子检测标准化操作程序?				
8.7.7.2 分子检测是否被包括在国家耐多药结核病疑似患者工作流程中?				

ISO 15189:2012 条款 5.5.3
注:检验程序是供实验室工作人员使用,因此应采用工作人员通常理解的语言;实验室可将文件翻译成其他必须具有文档控制的语言。

8.8 试剂验收检测 每批新制备试剂、新批号、新到货试剂或耗材在使用前是否经过验证并做好记录?	Y	P	N	2

（续表）

ISO 15189:2012 条款 5.3.2.3 注:可以通过比对研究或检查质量控制样品并验证结果是否在可接受范围内来做到这一点。				
8.9 质量控制 在报告患者结果之前,是否对所有检测/程序开展内部质量控制、做好记录并进行验证?	Y	P	N	3
8.9.1 定性检测的质量控制是否包括阳性和阴性对照,并对不确定的结果采取适当的后续行动?				

ISO 15189:2012 条款 5.6.2 注:在发布结果之前,质量控制必须被验证为在可接受的限度内。				
8.10 质量控制数据 是否监控和审核质量控制结果?	Y	P	N	3
	为每个子问题选择一个选项:"是"(Y)、"部分符合"(P)或"否"(N)			
	Y	P	N	
8.10.1 当质量控制结果超出可接受范围或者评估工作及时发现不符合时,是否具备纠正措施的书面文件?				
8.10.2 本次质控失败后,实验室是否评价最后一次质控合格之后患者样品的检验结果?				

ISO 15189:2012 条款 5.6.2.3 注:实验室应当制定和执行一套程序来评价最后一次成功质控活动之后患者样品的检验结果;评价方式可以是重新检查各批次的选定样品,根据质量控制的稳定性重新检查样品等。					
8.11 检验结果的可比性 实验室是否比较采用不同程序和设备开展相同检测的结果?	Y	P	N	NA	2
	为每个子问题选择一个选项:"是"(Y)、"部分符合"(P)或"否"(N)				
	Y	P	N	NA	
8.11.1 如果同一项措施具有一个以上的程序,实验室是否会比较不同程序、设备或方法的结果?					

（续表）

8.11.2 实验室是否讨论这些比对研究发现的问题或缺陷、做好书面记录并采取相应行动(包括通知用户)?					

ISO 15189:2012 条款 5.6.4
注:实验室应当书面记录并实施相关系统来确保结果的可比性,可以通过开展实验室间比对、采用盲样和开展平行试验来做到这一点。

8.12 是否正确检查和审查环境条件? 是否每天检查和记录以下环境条件?	Y	P	N	NA	2
	为每个子问题选择一个 选项:"是"(Y)、"部分 符合"(P)、"否"(N)或 "不适用"(NA)				
	Y	P	N	NA	
8.12.1 室温					
8.12.2 冷柜					
8.12.3 冰箱					
8.12.4 培养箱					
8.12.5 水浴器					

ISO 15189:2012 条款 5.2.6
注:有相关的规定要求,或可能影响样品、结果质量和/或员工健康时,实验室应监测、控制和记录环境条件。

8.13 是否对所有依赖温度的设备都界定了可接受的温度范围,并且具备在出现范围外温度时应采取行动的程序和书面记录?	Y	P	N	2

ISO 15189:2012 条款 5.2.2(c)
注:可接受的温度范围应当考虑制造商的建议和要求。

8.14 实验室是否参加了所有检测的室间比对项目或替代评估系统?	Y	P	N	3
	为每个子问题选择一个 选项:"是"(Y)、"部分 符合"(P)或"否"(N)			
	Y	P	N	
8.14.1 质控品是否来自经认证或认可的提供方?				

（续表）

要求	Y	N	P	备注	分数
8.14.2 质控品的处理和检测方法是否与患者标本相同？					
8.14.3 是否与相关人员审核和讨论实验室在能力验证项目中的表现？					
8.14.4 是否为不可接受的结果开展原因分析？					
8.14.5 对于不可接受的结果，是否书面记录其纠正措施？					
8.14.6 对于直接 AFB 涂片镜检，实验室是否参加盲法复检、现场评价和批量测试？					
8.14.7 对于菌种鉴定和药敏试验，实验室是否参加国家参比室组织的熟练度测试室间质控？					
8.14.8 对于分子检测试验，实验室是否参加国家参比室组织的分子检测能力验证室间质控？					

ISO 15189:2012 条款 5.6.3
注：实验室应以类似于常规患者检测的方式处理、分析、审核和报告能力验证结果。应当书面记录对不可接受的能力验证所确定的问题的调查和纠正。显示偏差或趋势的可接受结果表明还应当调查问题。

第 8 节：过程控制小计	32

第 9 节：信息管理

	为每个子问题选择一个选项："是"（Y）、"部分符合"（P）、"否"（N）或"不适用"（NA）				
要求	Y	N	P	备注	分数
9.1 检测结果报告系统 检测结果是否清晰可读，由授权人员进行技术验证，并确认患者身份？	Y	P	N		2

（续表）

ISO 15189:2012 条款 5.8.1 注:结果必须用墨水书写,并且书写清楚,没有转录错误。开展检测的人员必须指明已对结果进行验证。 必须有授权发布报告的人的签名或身份证明。				
9.2 检测人员 是否在结果报告或其他记录(人工或电子)中指明检测人员身份?	Y	P	N	2
ISO 15189:2012 条款 4.13、5.5.1.1、5.8.1 注:必须在报告(硬拷贝或电子版)上指明执行程序的人员的身份,以便提高可追溯性。				
9.3 报告内容 实验室报告是否至少包含以下内容:	Y	P	N	3

	为每个子问题选择一个选项:"是"(Y)、"部分符合"(P)、"否"(N)或"不适用"(NA)			
	Y	P	N	NA
9.3.1 申请的检测				
9.3.2 实验室的识别				
9.3.3 受委托实验室开展的所有检验项目的识别				
9.3.4 患者身份和住址				
9.3.5 申请者姓名				
9.3.6 原始样品采集日期(以及时间,与患者护理有关)				
9.3.7 原始样品类型				
9.3.8 是否以国际标准单位报告结果(如果适用)?				
9.3.9 生物参考区间(如果适用)				
9.3.10 是否有结果解释或评论的空间(如果适用)?				
9.3.11 审核和授权报告人员的身份				
9.3.12 报告的日期和时间				
9.3.13 页码和总页数(如"第1页,共5页""第2页,共5页")				

（续表）

9.3.14 将修改后的报告清晰地标记为修订版,并注明原报告的日期和患者编号,并且使用者知晓报告的修改					
9.3.15 修改后的记录显示修改时间和日期,以及修改人的姓名					
9.3.16 修改后,记录中仍保留原始报告的条目					

ISO 15189:2012 条款 5.8.2、5.8.3、5.9.3
注:如报告系统不能显示修改、变更或更正,应保存修改记录。

9.4 分析系统/方法跟踪 当多台仪器用于同一项检测时,检测结果是否可追溯用于检测的设备?	Y	P	N	NA	2

ISO 15189:2012 条款 4.13(g)
注:标本结果必须可追溯到具体的分析系统或方法。能力验证标本也将被归入标本结果中。

9.5 归档数据标签和存储 存档结果(纸面或数据存储介质)是否已贴上正确标签,并存储在只能由授权人员访问的安全位置?	Y	P	N	2

ISO 15189:2012 条款 4.13、5.10.3
注:所有患者数据、纸张、磁带、磁盘必须按照实验室的保留政策进行保留,并应存储在安全且具有访问控制的环境中。

9.6 权力和责任 实验室是否规定和落实(纸质和电子形式)信息系统管理的职责和权限,包括可能对患者医疗产生影响的信息系统的维护和修改?	Y	P	N	2

是否规定和落实如下职责和权限?	为每个子问题选择一个选项:"是"(Y)、"部分符合"(P)、"否"(N)或"不适用"(NA)			
	Y	P	N	NA
9.6.1 访问患者的数据和信息				
9.6.2 输入患者数据和检验结果				

（续表）

9.6.3 修改患者数据或检验结果					
9.6.4 授权发布检验结果和报告					
9.6.5 验证外部信息系统从实验室直接接收的电子及相关硬拷贝（如计算机系统、传真机、电子邮件、网站和个人网络设备）的检验结果、相关信息和注释的正确性					

ISO 15189:2012 条款 5.9、5.10.2、5.10.3
注："信息系统"包括以计算机及非计算机系统保存的数据和信息的管理。有些要求相对非计算机系统而言可能更适合于计算机系统。计算机系统可包括作为实验室设备功能组成的计算机系统和使用通用软件（如生成、核对、报告及存档患者信息和报告的文字处理、电子制表和数据库应用）的独立计算机系统。

9.7 信息管理系统 实验室是否具有如何选择 LIMS 的证据？	Y	P	N	NA	2

ISO 15189:2012 条款 5.3.1.1
注：实验室应制定设备选择、购买和管理的文件化程序。

9.8 检测结果 检测结果是否由适当授权的人员确认、解释和发布？	Y	P	N	NA	2

ISO 15189:2012 条款 5.1、5.8、5.10.3、5.9.1
注：必须有授权发布报告的人的签名或身份证明。

9.9 电子实验室信息系统的验证	Y	N	P	NA	2
	为每个子问题选择一个选项："是"（Y）、"部分符合"（P）、"否"（N）或"不适用"（NA）				
	Y	N	P	NA	
9.9.1 系统在实施前是否经过验证，包括验证报告，以检查实验室的运作和过渡？					
9.9.2 是否具备供应商的确认记录且批准使用？					
9.9.3 持续的系统检查以确保结果和记录的正确传输、计算和存储。					

ISO 15189:2012 条款 4.13、5.10.3
注：实验室必须在系统升级后开展系统验证，确保以前存储的患者结果未受到影响。

（续表）

9.10 实验室信息系统是否妥善维护,以确保继续运作:	Y	P	N	NA		2
	为每个子问题选择一个选项:"是"(Y)、"部分符合"(P)、"否"(N)或"不适用"(NA)					
	Y	P	N	NA		
9.10.1 经过授权和培训的人员记录的定期服务						
9.10.2 记录的系统故障,包括记录的原因分析、纠正措施和预防措施						
9.10.3 系统在供应商推荐的环境下运作,以实现最佳运行						

ISO 15189:2012 条款 5.10.3
注:如果实验室信息系统是在非现场维护,维护记录必须随时可用。实验室应将实验室信息系统作为其内部评审的一部分。

第 9 节:信息管理小计	21

第 10 节:确定不符合及纠正和预防措施

要求	Y	P	N	备注	分数
10.1 是否确定所有不符合活动/工作并做好妥善记录?	Y	P	N		5
	为每个子问题选择一个选项:"是"(Y)、"部分符合"(P)或"否"(N)				
	Y	P	N		
10.1.1 指明发生何事、何时和责任人等细节					
10.1.2 规定应采取的应急措施					
10.1.3 确定不符合的程度					
10.1.4 当不符合项影响患者检验结果时,终止检验、停发或撤回报告					

(续表)

10.1.5 如果不符合对患者管理产生影响,通知申请者				
10.1.6(如果检测已被停止)书面记录对检测恢复的授权				
ISO 15189:2012 条款 4.9 注:实验室应制定文件化程序以识别和管理质量管理体系各方面发生的不符合情况,包括检验前、检验和检验后过程。不符合的检验或活动可发生在不同方面,可用不同方式识别,包括医师的投诉、内部质量控制指标、设备校准、耗材检查、实验室间比对、员工的意见、报告和证书的核查、实验室管理层评审、内部和外部评审。				
10.2 根本原因分析 在执行纠正措施之前,是否对不符合工作开展书面的根本原因分析?	Y	P	N	3
ISO 15189:2012 条款 4.10(b) 注:根本原因分析是发现和消除不符合潜在因素的过程。				
10.3 是否开展不符合工作的纠正措施并做好书面记录?	Y	P	N	3
ISO 15189:2012 条款 4.10、4.13、4.14.5 注:书面记录纠正措施有助于实验室审核其有效性,以及开展趋势分析实现持续改进。				
10.4 在结束/清理之前,是否监控和审查已实施的纠正措施的有效性?	Y	P	N	3
ISO 15189:2012 条款 4.10(f) 注:已实施的纠正措施并不意味着有效性;因此,实验室必须开展监控,确保不符合事件不会再次出现。				
10.5 预防措施 是否书面记录预防措施实施并监控其有效性?	Y	P	N	5
	为每个子问题选择一个选项:"是"(Y)、"部分符合"(P)或"否"(N)			
	Y	P	N	
10.5.1 评审实验室数据和信息以确定潜在不符合存在于何处				
10.5.2 确定潜在不符合的根本原因				
10.5.3 实施并记录预防措施				

（续表）

10.5.4 评估和记录预防措施的结果					

ISO 15189:2012 条款 4.11、4.12
注:预防措施应当常规开展,涉及实验室数据分析,包括趋势和风险分析以及外部质量评价(能力验证)。

第 10 节:确定不符合及纠正和预防措施小计	19

第 11 节:问题处理和流程改进

要求	Y	P	N	备注	分数
11.1 是否采用图形工具(图表、图形、表格)分析质量结果并确定趋势?	Y	P	N		2

ISO 15189:2012 条款 4.12;4.13;4.14
注:采用质量数据的图形显示比数字表格更有利于交流。通常用于此目的的图形工具包括 LJ 图表、柏拉图、因果图、频率直方图、趋势图和流程图。

11.2 质量管理体系改进措施 实验室是否确定并开展持续的质量改进项目?	Y	P	N		2

ISO 15189:2012 条款 4.12、4.15
注:实验室应通过实施管理评审,将实验室的实际表现与其质量方针和质量目标中规定的预期表现进行比较,以持续改进质量管理体系。

11.3 实验室运作沟通体系 实验室是否定期与上级管理人员沟通并持续改进需求?	Y	P	N		2

ISO 15189:2012 条款 4.15.2(o)
注:实验室工作人员应当协助管理层会议。

11.4 是否选择和跟踪质量指标(周转时间、拒收标本、缺货等)?	Y	P	N		2
一般指标					
11.4.1 缺货导致服务中断					
11.4.2 设备停机导致服务中断					
11.4.3 检测统计(质量指标)报告					
11.4.4 实验室室间质评结果					

（续表）

11.4.5 质量控制结果				
11.4.6 标本拒收				
11.4.7 客户满意度				
11.4.8 技术人员工作效率				
11.4.9 AFB 涂片镜检				
11.4.9.1 诊断涂片（初治和复治）的涂片阳性率				
11.4.9.2 诊断涂片（初治和复治）中低级别 AFB 阳性涂片比例				
11.4.9.3 随访涂片的涂片阳性率				
11.4.9.4 AFB 涂片镜检周转时间				
11.4.10 培养				
11.4.10.1 培养阳性标本（初治和复治）的数量和比例				
11.4.10.2 结核分枝杆菌阳性标本（初治和复治）的数量和比例				
11.4.10.3 分枝杆菌培养阳性标本中涂片阳性标本（初治和复治）的数量和比例				
11.4.10.4 分枝杆菌培养阳性标本中涂片阴性标本的数量和比例				
11.4.10.5 污染培养管的数量和比例				
11.4.10.6 培养的周转时间				
11.4.11 药敏试验				
11.4.11.1 对检测药物的所有组合耐单药和耐多药（例如异烟肼单耐药、利福平单耐药、耐多药）的分离株的数量和比例				
11.4.11.2 开展药敏试验但由于污染而丢弃的分离株的数量和比例				
11.4.11.3 开展药敏试验但由于对照（无药物）管/板缺乏生长而无法解释的分离株的数量和比例				
11.4.11.4 药敏试验的周转时间				

（续表）

11.4.12 分子药敏				
11.4.12.1 耐单药和耐多药(例如异烟肼单耐药、利福平单耐药、耐多药)的分离株的数量和比例				
11.4.12.2 结果无法解释的样品的数量和比例				
11.4.12.3 分子药敏周转时间				
11.4.13 结核分枝杆菌分子检测				
11.4.13.1 检测到结核分枝杆菌的数量和比例				
11.4.13.2 检测失败的批次数量和比例				
11.4.13.3 结果无效的标本数量和比例				
11.4.13.4 分子检测周转时间				
ISO 15189:2012 条款 4.12、4.14.7 注:实验室应建立质量指标以监控和评估检验前、检验和检验后过程中的关键环节。				
11.5 质量指标评审结果是否用于提高实验室绩效?	Y	P	N	2
ISO 15189:2012 条款 4.14.7、4.15.2(f) 注:实验室应当定期评审质量指标以确保其持续适宜性。				
11.6 是否检查和监控已采取的措施来确定实验室绩效质量改进的有效性?	Y	P	N	2
ISO 15189:2012 条款 4.14.7 注:实验室应策划监控质量指标的过程,包括建立目的、方法、解释、限值、措施计划和监控周期。				
第 11 节:问题处理和流程改进小计				12

第 12 节:设施和生物安全

要求	Y	P	N	备注	分数
12.1 是否有书面证据表明实验室已经评估了实验室规模和总体布局的充分性,并安排空间让各工作站的位置实现最佳工作流?	Y	P	N		2

(续表)

12.1.1 涉及危害物(例如传染性物质、危险化学品)的工作是否与实验室其他部分适当分开,并且具备措施预防各工作场所的交叉污染?				
12.1.2 实验室工作人员是否能相互有效沟通?(对于高度限制区域或具有许多房间的实验室,有效沟通可能需要对讲机或公共广播系统)。				

ISO 15189:2012 条款 5.2.1
注:书面记录可以表现为建筑平面图、内部评审结果等。

12.2 实验室的患者护理区域和检测区域是否明显分开?	Y	P	N	2

ISO 15189:2012 条款 5.2.1
注:客户服务区(即候诊室、抽血室)应与实验室的检测区域明显分开。客户到访不应危害实验室的"洁净"区域。出于生物安全性原因,微生物学和结核病检测室应与一般实验室检测室隔离。

12.3 各个检测区域是否保持无杂乱、高效运行?	Y	P	N	2
	为每个条目选择一个选项:"是"(Y)、"部分符合"(P)或"否"(N)			
	Y	P	N	
12.3.1 设备布置/布局是否能够实现最佳工作流?				
12.3.2 是否所有需要的用品都到位且随时可以取用?				
12.3.3 工作站的椅子/凳子是否适合工作台高度以及要开展的检测操作?				

ISO 15190 条款 6.3.5

12.4 物理工作环境是否适合检测?	Y	P	N	2
	为每个子问题选择一个选项:"是"(Y)、"部分符合"(P)或"否"(N)			
	Y	P	N	
12.4.1 没有杂乱现象 ISO 15190:13.0				

（续表）

12.4.2 通风良好 ISO 15190;6.3.3				
12.4.3 充分照明 ISO 15190;6.3.1				
12.4.4 气候控制实现最佳设备功能 ISO 15190;6.3.2				
12.4.5 如果安装了空调系统,是否定期检查、清洁和/或更换过滤器?				
12.4.6 电线和电缆是否正确定位并避开交通干扰?				
12.4.7 是否具有运作良好的备用电源(发电机)?				
12.4.8 是否具备不间断电源(UPS)系统来支持关键设备?				
12.4.9 是否适当安置设备(远离水障和交通区域)?				
12.4.10 如果需要,是否制定适当的供水规定,包括去离子水(DI)或蒸馏水?				
12.4.11 是否在检测区以外完成文书工作?				
12.4.12 是否张贴和实施主要的安全标牌,包括禁食、禁烟和禁酒?				
12.4.13 是否张贴所需的参考信息,即临界值、所需要采取的行动和常用号码等。				

ISO 15189:2012 条款 5.2
注:实验室空间应足以确保工作质量、人员安全和员工履行任务的能力,同时不影响检验质量。实验室应清洁、有序、无杂物、通风良好、充分照明并在可接受的温度范围内。

12.5 实验室访问 实验室是否通过适当的标牌有效防止未经授权的访问?	Y	P	N	2

ISO 15189:2012 条款 5.2.2
注:访问控制应当考虑安全性、保密性和质量。

12.6 实验室存储区域 实验室专门的冷藏和室温储存区没有工作人员的食品,并且患者样品与试剂和血液制品分开储存在实验室冰箱和冷柜中?	Y	P	N	2

（续表）

12.6.1 实验室冰箱是否标示为"仅实验室标本/试剂"？任何食物不允许存放在实验室内。				
ISO 15189:2012 条款 5.2；5.2.4 注：各个区域应有效分开以防止污染。				
12.7 工作区域是否清洁且没有泄漏和溅出，以及是否开展消毒程序并做好书面记录？	Y	P	N	2
12.7.1 是否随时都有新鲜制备的结核菌消毒剂可供使用，以及是否每天净化工作表面？				
12.7.2 开展直接涂片镜检的实验室区域是否满足低风险结核病生物安全指南？				
12.7.3 开展痰样处理和接种培养的实验室区域是否符合中度风险结核病生物安全指南？				
12.7.4 开展鉴定和药敏试验的实验室区域是否符合高风险结核病生物安全指南？				
ISO 15189:2012 条款 5.2.6 注：工作区应洁净并保持良好状态。应使用适当的消毒剂。至少每个班次的开始和结束，应该消毒所有的台面和工作面。所有溅出应当立即防护，做好工作面消毒。				
12.8 生物安全柜 如果要求生物安全柜开展工作，生物安全柜是否经认证且适合工作？	Y	P	N	2
ISO 15189:2012 条款 5.2.1、5.2.2 注：应使用生物安全柜防止气溶胶暴露于传染性标本或生物体。为了正常运行和充分保护，生物安全柜需要定期维护，并进行相应的维修。生物安全柜应根据国家方案或制造商要求进行重新认定。				
12.9 实验室安全手册 是否具备最新的实验室安全手册且可供随时取用？	Y	P	N	2
12.9.1 安全手册是否包含以下主题的指南？				
	为每个子问题选择一个选项："是"（Y）、"部分符合"（P）或"否"（N）			
	Y	P	N	
12.9.2 血液和体液防范措施				
12.9.3 危险废物处理				

(续表)

12.9.4 危险化学品/材料			
12.9.5 材料安全数据单（MSDS）			
12.9.6 个人防护装备			
12.9.7 免疫接种			
12.9.8 暴露后预防			
12.9.9 消防			
12.9.10 电气安全			
12.9.11 是否具备溅出、事故等书面应急计划（SOP）？			
12.9.12 是否有证据表明实验室人员每年至少审核一次安全 SOP？			

ISO15190 条款 7.4
注：要求所有员工阅读的安全手册应在工作区便于得到。手册应契合实验室的需要；必须进行文件控制。

12.10 废物处理

是否具备充分的废物处理？废物是否被分为传染性和非传染性废物,并且传染性废物被高压灭菌/焚烧？	Y	P	N	2

ISO15190 条款 22
注：废物应根据生物危害风险分开处理,将传染性和非传染性废物分别放置在不同的容器中进行处理。传染性废物应丢弃在不泄漏的容器中,并清楚地标有生物危害标志。锐器和针头应直接弃置于耐扎的容器内。在丢弃传染性废物和锐器容器之前应先进行高压灭菌,以净化潜在的感染性物质。为防止暴露的废物造成伤害,传染性废物应该被焚烧、在深坑中燃烧或填埋。

12.11 危险化学品

是否妥善处理危险化学品/材料？	Y	P	N	2
	为每个子问题选择一个选项:"是"（Y）、"部分符合"（P）或"否"（N）			
	Y	P	N	
12.11.1 是否给危险化学品正确贴上标签？				
12.11.2 是否妥善储存危险化学品以确保安全和防止盗窃？				

（续表）

12.11.3 是否根据材料安全数据单正确使用危险化学品？				
12.11.4 是否按照国家指南或材料安全数据单妥善处理危险化学品？				

ISO15190 条款 17.1、17.3
注:所有危险化学品必须标明化学品的名称并附加危险标记。易燃化学品必须避光保存,储存温度要低于燃点温度,最好在通风良好的地方、在钢柜内存放。易燃和腐蚀性物质应彼此分离。处理危险化学品时,应始终谨慎小心。

12.12 处理锐器 是否在适当利用的"锐器"容器中正确处理和处置"锐器"？	Y	P	N	2

ISO 15189:2012 条款 5.2.3
注:所有能够传播感染的注射器、针头、刺血针或其他排血装置只能使用一次,而后丢弃到没有过度填充的耐扎的容器中。锐器容器应有明确标记,以警告处理者潜在的危险,并应存储于通常使用锐器的地方。

12.13 消防 消防是否包括在实验室的整体安全计划中？	Y	P	N	2
	为每个子问题选择一个选项:"是"（Y）、"部分符合"（P）或"否"（N）			
	Y	P	N	
12.13.1 所有电线、插头和插座是否正确使用且适当维护？				
12.13.2 是否在适当的位置有适当的灭火器,并且其工作状况良好,且经常接受检查？				
12.13.3 是否有有效的火警系统？				
12.13.4 是否按计划定期进行消防演习？				

ISO15190 条款 9.3、9.7
注:电线和插头、插线板和插座应保持良好状态并适当利用。应避免超载,电线应远离走道区域。经过批准的灭火器应在实验室内方便可及,并经常得到检查和记录。灭火器应存储在指定的地方,不得隐藏或阻塞,灭火栓和密封口应完好无损,喷嘴应无堵塞,压力表应显示足够的压力;不应有明显的损坏迹象。实验室应安装火灾报警器并定期予以检测,全体员工应参加定期消防演习。

12.14 安全评审 是否定期开展安全检查或评审并做好书面记录？	Y	P	N	3

（续表）

	为每个子问题选择一个选项:"是"(Y)、"部分符合"(P)或"否"(N)			
	Y	P	N	
12.14.1 是否具备评审计划/时间表,确保实验室的所有活动都接受检查以实现安全合规性?				
12.14.2 是否由授权人员开展检查/评审?				
12.14.3 开展内部评审的人员是否接受安全培训?				
12.14.4 是否对不符合/显著缺陷开展原因分析并采取相应行动?				
12.14.5 是否将安全检查结果记录在案,并提交给实验室管理层和相关人员进行审核?				

ISO15190 条款 7.3.1 和 7.3.2
注:安全项目应每年至少接受一次评审和审查(由适当培训的人员开展)。

12.15 安全设备 实验室是否具备标准的安全设备且投入使用?	Y	P	N	2
	为每个子问题选择一个选项:"是"(Y)、"部分符合"(P)或"否"(N)			
	Y	P	N	
12.15.1 生物安全柜 ISO 15190:16				
12.15.2 离心机上的盖子、安全帽、安全桶				
12.15.3 洗手台 ISO 15190:12.7				
12.15.4 洗眼装置/瓶和应急淋浴(如适用) ISO 15190:12.10				
12.15.5 溅漏处理工具包				
12.15.6 急救箱 ISO 15190:12.9				

ISO15190 条款 5.1
注:实验室管理层有责任确保实验室配备标准的安全设备。上面列出了部分必需安全设备。生物安全柜应到位并根据需要投入使用。所有离心机都应有盖子。应有专门的洗手台并配备相应的装置,洗眼装置(或可接受的替代洗眼方法)应可供使用。溅漏处理工具包和急救箱应保存在指定地点,并定期检查准备情况。

（续表）

12.16 个人防护装备 个人防护装备是否在工作站方便可及,并且得到适当的使用? 包括:	Y	P	N	2
12.16.1 在适当的时候佩戴手套和穿着实验室外套				
12.16.2 在实验室穿着实验室外套或工作服,但不会在工作区域以外穿它们				

ISO15190 条款 12
注:管理层负责在适用的条件下提供适当的个人防护装备(手套、实验室外套、护眼装置等)。实验室工作人员在实验室中必须始终使用个人防护装备。不得在实验室以外穿防护服。手套在撕破或污染时应立即更换,不得清洗再次使用。

12.17 人员免疫接种 是否给实验室人员提供适当的免疫接种和员工医学监测?	Y	P	N	2
12.17.1 员工是否知道结核病的症状?				
12.17.2 如有需要,是否给实验室工作人员提供结核病医疗服务?				

ISO15190 条款 11.3
注:应当给实验室工作人员提供适当的免疫接种——特别是乙型肝炎。工作人员可能会拒绝接受疫苗接种,这种情况下必须签署一份拒绝疫苗接种申请表,该申请表会保存在工作人员的人事档案中。

12.18 暴露后预防 在可能和已知暴露后是否发布和实施暴露后预防政策和程序?	Y	P	N	2

ISO15190 条款 9
注:实验室必须具备程序跟进可能和已知的经皮、黏膜或磨损皮肤暴露于艾滋病病毒、乙型肝炎病毒或丙型肝炎病毒的事件。该程序应当包括临床和血清学评价以及适当的预防。

12.19 是否书面记录并调查设备、试剂、职业伤害、医学筛查或疾病导致的不良事件或伤害?	Y	P	N	2

ISO 15189:2012 条款 5.3.1.6、5.3.2.6,ISO15190 条款 9
注:所有职业伤害或疾病应开展彻底调查,并记录在安全日志或问题日志中,具体取决于实验室的实际情况。实验室应对事故或伤害所采取的纠正措施也必须记录在案。

12.20 生物安全培训 与实验室合作的司机/样本运送员和清洁工人是否接受与其工作任务相关的生物安全实践培训?	Y	P	N	2

（续表）

ISO 15189:2012 条款 5.1.5(d)、ISO15190 条款 5.10 注:所有工作人员必须接受有关预防或控制不良事件影响的培训。				
12.21 实验室安全主任 是否指定一名接受过培训的安全主任负责实施和监控实验室安全项目,包括对其他工作人员的培训?	Y	P	N	2
ISO15190 条款 7.10 注:应指定一名安全主任,负责实施和监控安全项目,协调安全培训,处理所有安全问题。该安全主任应接受安全培训。				
第 12 节:设施和生物安全小计				43

附录二　中国 SLMTA 试点项目现场访谈问卷

一、访谈目的

实验室质量逐步改进已达到认证标准(SLMTA)项目,迄今为止在全球成功实施已有十多年的时间。作为中国 SLMTA 项目的第一批参加者,您对以下问题的评论或回答,将会为我们今后在中国顺利开展这项工作提供重要的帮助。

我们将以匿名的方式收集信息。并不是要求您回答这个问卷中的所有问题。如果某个问题让您觉得不便回答,您可以跳过不答。

二、接受访谈人员

第一类为参加 SLMTA 培训的实验室人员,第二类为试点实验室中参与项目的实验室人员,第三类为试点机构中实验室主管领导(省疾控和所属单位领导)。

三、访谈问题与内容

(一)对第一类访谈人员的提问

1. SPLITA 核查清单是用来反映或测量 SLMTA 项目给您所在实验室带来哪些改变的。可否请您用几句话描述一下,与 SLMTA 项目之前比较,在过去的 18 个月(一年半)中,您所看到的改变有哪些?

2. 在参加 SLMTA 项目之前,您个人对质量管理体系(QMS)了解有多少?通过参与 SLMTA 项目,您的认识在哪些方面有提高?

3. SLMTA 项目对 QMS 理念的解释,你能理解吗?

4. SLMTA 培训的进度,您觉得是太慢了还是太快了?

5. 您觉得经过 SLMTA 培训,就足以胜任实验室质量改进项目吗?

6. 您的指导老师是谁?

7. 您觉得 SLMTA 教材对那些没有参加培训的但是又负责执行 QMS 活动的人来讲,对 QMS 理念的解释有帮助吗?

8. 您觉得您能用这些教材辅导或指导您所在机构的其他实验室的工作人员吗?

9. QMS 项目中,哪些部分是您所在实验室中难以执行的? 哪些又是最容易执行的?

10. 您认为 TB-SLIPTA 基线评审准确反映出您所在实验室的质量状况了吗? 比如发现缺陷和不足是否全面并且准确?

11. SLMTA 项目前后,您所在实验室的得分将反映 SLMTA 的效果。如果在项目结束前的评审中,仍然发现一些缺陷或不足需要改进的话,您觉得是否有必要持续改进?

12. 您觉得这次评审结果对您所在的实验室有帮助吗?

13. 你们会继续用这次评审结果作为进一步改进的参考或参照文件吗?

14. 你们会计划在未来的某个时间申请通过实验室认证吗?

15. SLMTA 项目及培训,对所有实验室员工的影响如何?

16. SLMTA 项目的基础理念是在现有的人力、资源和基础上提高实验室的质量和能力。但是有些实验室会在 SLMTA 项目过程发现需要有额外资源的支持。您有这样的体会吗?

17. 在过去的 18 个月,您所在机构需要动员额外的经费支持 SLMTA 项目吗?

18. 您的指导老师帮助实验室确定哪些方面需要额外资源支持,或者参与向您所在机构管理层提出需求的过程了吗?

19. SLMTA 的终极目标是改善实验室工作质量和改善实验室的组织和管理,以达到通过国际认可的标准。那么,现在 SLMTA 培训已经结束,您所在实验室也完成了终末 TB-SLIPTA 评审。请问,您所在的实验室还将会继续开展 QMS 改进活动吗? 您认为哪些活动容易继续进行? 哪些活动会比较难以继续?

20. 引入 QMS 新的原理,往往都是具有挑战性的。在完成 QMS 活动中,您曾犯过错误吗? 您从这些错误中又学习到什么?

21. 在 SLMTA 培训期间,您有机会结识其他机构的实验室工作人员,并与他们一起合作。您觉得和这些人的互动,对您回到自己所在实验室开展 SLMTA 有帮助吗?

22. 大多数实验室都懂得质控品检测和参加能力验证项目的价值。但不是所有的实验室都了解 QMS 的所有内容。SLMTA 中所用到的 QMS 理念或者原则或者操作,对您而言是新的知识点吗?

23. 省级公共卫生官员知道 SLMTA 项目吗? 他们知道您参加了这个项目吗?

24. 在您所在的实验室开展的 QMS 中最具挑战的部分是哪些?

25. SLMTA 是一个有一定强度的项目,需要大量人员的协调和联合努力,包括技术援助提供者、培训师、实验室经理、现场评审员、导师、培训参与者,最后由整个实验室工作人员实施完成。您的部分职责是把您学到的知识传授给您所在实验室的工作人员。

26. 所在实验室的工作人员对参加 SLMTA 有积极性吗? 为什么有? 或为什么没有?

27. 在您第一次听说 SLMTA 项目时,当时您对这个项目的期望是什么?

28. 这个项目是否需要或能够得到持续进行,请您谈一些看法?

29. SLMTA 利用 PDCA 流程解决所发现的问题。您在 SLMTA 项目之前使用过这个或相似的方法吗? 这个方法有帮助吗?

30. 使 SLMTA 培训成功的一个元素,就是导师帮助他们所负责指导的实验室遵循 SLMTA 培训中所讲授的 QMS 原则,并在实验室中实施。导师的部分责任是帮助所授课程转移给实验室所有职员。您的导师在这方面对您有帮助吗? 在什么情况下,您觉得您的导师帮助最大?

31. SLMTA 课程是按照"成人教育"的学习原则而建立的。这就是为什么我们要先设讲座,然后基于讲授的理念开展相应活动的原因。这种互动式培训方式对您而言新颖吗? 你们对这种教学方式习惯吗? 您喜欢吗?

32. 在 SLMTA 之前,您是否参与实验室管理体系文件的起草和修正工作? 如何参与的? 参与的程度有多大? 举例说明参与的是哪种类型的文件起草和修正。方针性文件? 生物安全性文件? SOP?

33. SLMTA 之后,您是否参与实验室管理体系文件的起草和修正工作? 如何参与的? 参与的程度有多大? 举例说明哪种类型的文件起草和修正。方针性文件? 生物安全性文件? SOP?

(二) 对第二类访谈人员的提问

1. SLMTA 项目对 QMS 理念的解释,你能理解吗?

2. SLMTA 现场培训的进度,您觉得是太慢了还是太快了?

3. 您认为 TB-SLIPTA 基线评审准确反映出您所在实验室的质量状况了吗? 比如发现的缺陷和不足是否全面和准确?

4. SLMTA 项目及培训,对所有实验室员工的影响如何?

5. 大多数实验室都懂得质控品检测和参加能力验证项目的价值。但不是所有的实验室全面了解 QMS 的所有内容。SLMTA 中所用到的 QMS 理念或者原则或者操作,对您而言是新的知识点吗?

6. 在您所在的实验室开展的 QMS 中最具挑战的部分是哪些?

7. SLMTA 是一个有一定强度的项目,需要大量人员的协调和联合努力,包括技术援助提供者、培训师、实验室经理、现场评审员、导师、培训参与者,最后由整个实验室工作人员实施完成。您的部分职责是把您学到的知识传授给您所在实验室的工作人员。

8. 您所在实验室的工作人员对参加 SLMTA 有积极性吗? 为什么有? 或为什么没有?

9. 在您第一次听说 SLMTA 项目时,当时您对这个项目的期望是什么?

10. 关于这个项目是否需要或能够得到持续进行,请您谈一些看法?

11. 使 SLMTA 培训成功的一个元素,就是导师帮助他们所负责指导的实验室遵循 SLMTA 培训中所讲授的 QMS 原则,并在实验室中实施。导师的部分责任是帮助所授课程转移给实验室所有职员。您的导师在这方面对您而言有帮助吗? 在什么情况下,您觉得您的导师帮助最大?

12. 在 SLMTA 项目之前,您是否参与实验室管理体系文件的起草和修正工作? 如何参与的? 参与的程度有多大? 举例说明哪种类型的文件起草和修正。方针性文件? 生物安全性文件? SOP?

13. 在 SLMTA 项目之后,您是否参与实验室管理体系文件的起草和修正工作? 如何参与的? 参与的程度有多大? 举例说明哪种类型的文件起草和修正。方针性文件? 生物安全性文件? SOP?

(三) 对三类访谈人员的提问

1. 贵地区参加的试点实验室在 SLMTA 项目中的情况您都了解吗? 都了解到哪些具体情况呢? 比如困难或者心得? 实验室状况是否得到改进? 是否认可?

2. 您在您所在机构管理几个实验室? 您如何评价参与 SLMTA 项目的实验室与其他没有参与的实验室之间的差别?

3. 省级公共卫生官员知道 SLMTA 项目吗? 他们知道您参加了这个项目吗?

4. 您在与其他地区的领导们一起开会或交谈中,会与他们分享 SLMTA 的相关信息吗? 您会怎么与他们介绍 SLMTA?

5. 您对 SLMTA 的态度是什么? 在试点工作中您为这个项目做了哪些支持? 能具体谈一下吗?

6. 关于这个项目是否需要或能够得到持续进行,请您谈一些看法?

7. 在 SLMTA 项目之前,您是否参与实验室管理体系文件的起草和修正工作? 如何参与的? 参与的程度有多大? 举例说明哪种类型的文件起草和修正。方针性文件? 生物安全性文件? SOP?

8. 在 SLMTA 项目之后,您是否参与实验室管理体系文件的起草和修正工作? 如何参与的? 参与的程度有多大? 举例说明哪种类型的文件起草和修正。方针性文件? 生物安全性文件? SOP?

9. 对有些实验室职能在实验室以外部门进行管理的实验室,应访谈这些相关部门,了解他们对 SLMTA 理念的了解和对 QMS 的理解。以及了解他们对协调协作的建议。

附录三　中国 SLMTA 扩展项目调查问卷

一、访谈目的

实验室质量逐步改进已达到认证标准（SLMTA）项目，迄今为止在全球成功实施已有十多年的时间。作为中国 SLMTA 扩展项目的参加者，您对以下问题的评论或回答，将会为我们今后在中国顺利开展这项工作提供重要的帮助。

我们将以匿名的方式收集信息。并不是要求您回答这个问卷中的所有问题。如果某个问题让您觉得不便回答，您可以跳过不答。

二、接受访谈人员

接受访谈人员共分为四类。第一类为参加 SLMTA 培训的实验室人员及主管，第二类为参与项目实施，但没有接受 SLMTA 培训的实验室人员及主管，第三类为检验科主任及主管院长（非实验室人员），第四类为省疾控系统项目管理及参与人员。

（一）对第一类访谈人员的提问

1. 在您第一次听说 SLMTA 项目时，当时您对这个项目的期望是多少？请您在 1~10 分之间选择。

2. 您认为在结核病实验室实施 SLMTA 项目对于本实验室其他检验小组产生积极影响的程度是多少？请您在 1~10 分之间选择。

3. 参加 SLMTA 项目之前，您个人对质量管理体系（QMS）了解多少？请您在 1~10 分之间选择。

4. 参与 SLMTA 项目之后，您个人对 QMS 的了解多少？请您在 1~10 分之间选择。

5. SLMTA 项目实施前，您所在的实验室 QMS 需要改进的项目多吗？请您在 1~10 分之间选择。

6. 在完成项目实施后，您所在的实验室所看到的改变程度有多少？请您在 1~10 分之间选择。

7. SLMTA 项目及培训，对所有实验室员工的影响如何？请您在 1~10 分之间选择。

8. SLMTA 项目的基础理念是在现有的人力、资源和基础上提高实验室的质量和能力。但是有些实验室会在 SLMTA 项目过程发现需要有额外资源的支持。您有这样的体会吗？请您在1~10分之间选择。

9. 在质量改进过程中,关于其他部门或额外资源的协作与支持需求是否告知机构领导层？请您在1~10分之间选择。这些需求最终多大程度上得到了满足？请您在1~10分之间选择。

10. 您认为使用标准核查清单工具(SLIPTA)进行评估可以多大程度上准确反映出您所在实验室的质量状况？请您在1~10分之间选择。

11. 您认为SLMTA培训的进度合适的程度是多少？请您在1~10分之间选择。

12. 您觉得SLMTA培训师对您的指导在多大程度上能帮助您了解QMS理念？请您在1~10分之间选择。

13. 您在多大程度上喜欢并且可以接受SLMTA培训现场互动式的培训模式？请您在1~10分之间选择。

14. 您觉得经过SLMTA培训,足以胜任实验室质量改进项目的程度是多少？请您在1~10分之间选择。

15. 请您为QMS活动实施过程中的12个质量系统要素难易程度打分,难度大则对应更高分值。请您在1~10分之间选择。

    15.1 文件和记录

    15.2 管理评审

    15.3 组织机构和人员

    15.4 客户管理和服务

    15.5 设备

    15.6 内部评审

    15.7 采购和库存

    15.8 过程控制以及内部和外部质量评估

    15.9 信息管理

    15.10 纠正措施

    15.11 问题/事件处理和流程改进

    15.12 设施和安全

16. SLMTA的终极目标是改善实验室工作质量和改善实验室的组织和管理,以达到通过国际标准的认可。那么,现在SLMTA项目已经结束,您所在实验室也完成了终末评估。请问:您所在的实验室还在继续开展QMS改进活动吗？所开展的程度请您在1~10分之间选择。

17. SLMTA利用PDCA流程解决所发现的问题。您觉得这个方法在多大

程度上有帮助？请您在 1~10 分之间选择。（如未参加该项活动请选择 NA）

在实施 QMS 活动中,还有哪些工具是您使用最多的？请列举三个。

18. 您在实验室管理体系文件的起草和修正工作中参与的程度有多大？请您在 1~10 分之间选择。（如未参加该项活动请选择 NA）

19. 您觉得 SLMTA 项目对于应对新冠病毒检测活动产生的积极影响程度是多大？请您在 1~10 分之间选择。

20. 您对 SLMTA 的态度是什么？请您谈谈您的看法？（开放性回答）

（二）对第二类访谈人员的提问

1. 在您第一次听说 SLMTA 项目时,当时您对这个项目的期望是多少？请您在 1~10 分之间选择。

2. 您认为在结核病实验室实施 SLMTA 项目对于本实验室其他检验小组产生的积极影响程度是多少？请您在 1~10 分之间选择。

3. 参加 SLMTA 项目之前,您个人对质量管理体系（QMS）了解多少？请您在 1~10 分之间选择。

4. 参与 SLMTA 项目之后,您个人对 QMS 的了解多少？请您在 1~10 分之间选择。

5. SLMTA 项目实施前,您所在的实验室 QMS 需要改进的项目多吗？请您在 1~10 分之间选择。

6. 在完成项目实施后,您所在的实验室所看到的改变程度有多少？请您在 1~10 分之间选择。

7. SLMTA 项目及培训,对所有实验室员工的影响如何？请您在 1~10 分之间选择。

8. SLMTA 项目的基础理念是在现有的人力、资源和基础上提高实验室的质量和能力。但是有些实验室会在 SLMTA 项目过程发现需要有额外资源的支持。您有这样的体会吗？请您在 1~10 分之间选择。

9. 在质量改进过程中,关于其他部门协调完成或额外资源支持的需求有效地传达到机构领导层了吗？请您在 1~10 分之间选择。

这些需求最终多大程度上得到了满足？请您在 1~10 分之间选择。

10. 您认为使用标准核查清单工具（SLIPTA）进行评估可以准确反映出您所在实验室的质量状况吗？请您在 1~10 分之间选择。

11. SLMTA 教材对没有参加培训的但是又负责执行 QMS 活动的人来讲,对 QMS 理念的了解有帮助吗？请您在 1~10 分之间选择。

12. 您觉得这些教材可以用来辅导或指导您所在机构的其他实验室的工作人员吗？请您在 1~10 分之间选择。

13. 请您为 QMS 活动实施过程中的 12 个质量系统要素的难易程度打分，难度大则对应更高分值。请您在 1~10 分之间选择。

       13.1 文件和记录

       13.2 管理评审

       13.3 组织机构和人员

       13.4 客户管理和服务

       13.5 设备

       13.6 内部评审

       13.7 采购和库存

       13.8 过程控制以及内部和外部质量评估

       13.9 信息管理

       13.10 纠正措施

       13.11 问题/事件处理和流程改进

       13.12 设施和安全

14. SLMTA 的终极目标是改善实验室工作质量和改善实验室的组织和管理，以达到通过国际标准的认可。那么，现在 SLMTA 培训已经结束，您所在实验室也完成了终末评估。请问：您所在的实验室还在继续开展 QMS 改进活动吗？请您在 1~10 分之间选择。

15. SLMTA 利用 PDCA 流程解决所发现的问题。您觉得这个方法在多大程度上帮助？请您在 1~10 分之间选择。（如未参加该项活动请选择 NA）

在实施 QMS 活动中，还有哪些工具是您使用最多的？请列举三个。

16. 您在实验室管理体系文件的起草和修正工作中参与的程度有多大？请您在 1~10 分之间选择。（如未参加该项活动请选择 NA）

17. 您觉得 SLMTA 项目对于应对新冠检测活动的积极影响程度有多大？请您在 1~10 分之间选择。

18. 您对 SLMTA 的态度是什么？请您谈谈您的看法？（开放性回答）

(三) 对第三类访谈人员的提问

1. 在您第一次听说 SLMTA 项目时，当时您对这个项目的期望是多少？请您在 1~10 分之间选择。

2. 参加 SLMTA 项目之前，您个人对质量管理体系（QMS）了解有多少？

请您在 1~10 分之间选择。

3. 参与 SLMTA 项目之后,您个人对 QMS 的了解有多少? 请您在 1~10 分之间选择。

4. SLMTA 项目实施前,您所在的实验室的 QMS 需要改进的项目多吗? 请您在 1~10 分之间选择。

5. 在完成项目实施后,您所在的实验室所看到的改变程度有多少? 请您在 1~10 分之间选择。

6. SLMTA 项目及培训,对所有实验室员工的影响如何? 请您在 1~10 分之间选择。

7. SLMTA 项目的基础理念是在现有的人力、资源和基础上提高实验室的质量和能力。但是有些实验室会在 SLMTA 项目过程发现需要有额外资源的支持。您有这样的体会吗? 请您在 1~10 分之间选择。

8. 在质量改进过程中,关于其他部门协调完成或额外资源支持的需求多大程度上有效地传达到了机构领导层? 请您在 1~10 分之间选择。

这些需求得到了满足吗? 请您在 1~10 分之间选择。

9. 在项目实施期间,您所在机构提供额外经费支持 SLMTA 项目?

A. 无

B. 0~10 万

C. 10 万~20 万

D. ≥20 万

10. 使用标准核查清单工具(SLIPTA)进行评估可以准确反映出您所在实验室的质量状况吗? 请您在 1~10 分之间选择。

11. SLMTA 的终极目标是改善实验室工作质量和改善实验室的组织和管理,以达到通过国际标准的认可。那么,现在 SLMTA 培训已经结束,您所在实验室也完成了终末评估。请问:您所在的实验室还在继续开展 QMS 改进活动吗? 请您在 1~10 分之间选择。

12. SLMTA 项目对于应对新冠检测活动产生积极影响的程度是多大? 请您在 1~10 分之间选择。

13. 您在实验室管理体系文件的起草和修正工作中参与的程度有多大? 请您在 1~10 分之间选择。(如未参加该项活动请选择"NA")

14. 您对 SLMTA 的态度是什么? 请您谈谈您的看法? (开放性回答)

(四) 对第四类访谈人员的提问

1. 在您第一次听说 SLMTA 项目时,当时您对这个项目的期望是多大? 请您在 1～10 分之间选择。

2. 您认为本地参与 SLMTA 项目的实验室与其他没有参与的实验室之间的差别有多大？请您在 1～10 分之间选择。

3. 参加 SLMTA 项目之前，您个人对质量管理体系（QMS）了解有多少？请您在 1～10 分之间选择。

4. 参与 SLMTA 项目之后，您个人对 QMS 的了解有多少？请您在 1～10 分之间选择。

5. 项目实施前，您认为项目实验室 QMS 需要改进的项目有多少？请您在 1～10 分之间选择。

6. 在完成项目实施后，项目实验室所看到的改变程度有多少？请您在 1～10 分之间选择。

7. SLMTA 项目及培训，对实验室员工的影响如何？请您在 1～10 分之间选择。

8. SLMTA 项目的基础理念是在现有的人力、资源和基础上提高实验室的质量和能力。但是有些实验室会在 SLMTA 项目过程发现需要有额外资源的支持。您有这样的体会吗？请您在 1～10 分之间选择。

9. 您认为使用标准核查清单工具（SLIPTA）进行评估可以多大程度上准确反映出实验室的质量状况？请您在 1～10 分之间选择。

10. 如果您参加了 SLMTA 现场培训，您觉得现场培训的进度在多大程度上合适？请您在 1～10 分之间选择。（如未参加现场培训请选择"NA"）

11. 如果您参加了 SLMTA 现场培训，您觉得 SLMTA 培训师对您的指导在多大程度上可以帮助您了解 QMS 理念？请您在 1～10 分之间选择。（如未参加现场培训请选择"NA"）

12. 如果您参加了 SLMTA 现场培训，您喜欢并且在多大程度上可以接受 SLMTA 现场互动式的培训模式？请您在 1～10 分之间选择。（如未参加现场培训请选择"NA"）

13. SLMTA 教材对那些没有参加 SLMTA 培训的但是又负责执行 QMS 活动的人来讲，对 QMS 理念的解释有帮助吗？请您在 1～10 分之间选择。（曾参加 SLMTA 现场培训者请选择"NA"）

14. 您觉得这些教材在多大程度上可以辅导或指导您所在机构的其他实验室的工作人员吗？请您在 1～10 分之间选择。（曾参加 SLMTA 现场培训者请选择 NA）

15. 您觉得经过 SLMTA 培训，就足以胜任实验室质量改进项目吗？请您在 1~10 分之间选择。

16. 请您为 QMS 活动实施过程中的 12 个质量系统要素执行的难易程度打分,难度大则对应更高分值。请您在 1~10 分之间选择。

    16.1 文件和记录

    16.2 管理评审

    16.3 组织机构和人员

    16.4 客户管理和服务

    16.5 设备

    16.6 内部评审

    16.7 采购和库存

    16.8 过程控制以及内部和外部质量评估

    16.9 信息管理

    16.10 纠正措施

    16.11 问题/事件处理和流程改进

    16.12 设施和安全

17. SLMTA 利用 PDCA 流程解决所发现的问题。您觉得这个方法在多大程度上有帮助?请您在 1~10 分之间选择。(如未参加该项活动请选择 NA)

18. 在实施 QMS 活动中,还有哪些工具是您认为可以积极使用的?请列举三个。

19. 您在实验室管理体系文件的起草和修正工作中参与的程度有多大?请您在 1~10 分之间选择。(如未参加该项活动请选择 NA)

20. 您觉得 SLMTA 项目对于应对新冠病毒检测活动产生的积极影响有多大?请您在 1~10 分之间选择。

21. 您对 SLMTA 的态度是什么?请您谈谈您的看法?(开放性回答)

附录四　英文缩略词一览表

缩略语	英文全称	中文全称
CLSI	Clinical and Laboratory Standards Institute	美国临床和实验室标准协会
CNAS	China National Accreditation Service for Conformity Assessment	中国合格评定国家认可委员会
FIND	Foundation for Innovative New Diagnostics	全球创新诊断基金会
GLI	Global Laboratory Initiative	全球实验室倡议
ISO	International Organization for Standardization	国际标准化组织
NPS	net promoter score	净推荐值
NTRL	National Tuberculosis Reference Laboratory	国家结核病参比实验室
QMS	Quality Management System	质量管理体系
SLMTA	Strengthening Laboratory Management toward Accreditation	强化实验室质量管理以达到认可标准
TB-SLIPTA	Tuberculosis-Stepwise Laboratory Quality Improvement Process Towards Accreditation	结核病实验室质量逐步改进以达到认可标准/结核病实验室质量管理体系核查清单
TB	tuberculosis	结核病

55检